Acupuntura e medicina integrativa

CIP-BRASIL. CATALOGAÇÃO NA PUBLICAÇÃO
SINDICATO NACIONAL DOS EDITORES DE LIVROS, RJ

V716a

Vieira, Mário Sérgio Rossi
  Acupuntura e medicina integrativa : sabedoria milenar, ciência e bem-estar / Mário Sérgio Rossi Vieira. – São Paulo : MG Ed., 2017.
  176 p. : il.

  Inclui bibliografia
  ISBN: 978-85-7255-125-0

  1. Acupuntura. I. Título.

17-42195   CDD: 615.892
                                        CDU: 615.814.1

www.mgeditores.com.br

Compre em lugar de fotocopiar.
Cada real que você dá por um livro recompensa seus autores
e os convida a produzir mais sobre o tema;
incentiva seus editores a encomendar, traduzir e publicar
outras obras sobre o assunto;
e paga aos livreiros por estocar e levar até você livros
para a sua informação e o seu entretenimento.
Cada real que você dá pela fotocópia não autorizada de um livro
financia o crime
e ajuda a matar a produção intelectual de seu país.

Acupuntura e medicina integrativa

Sabedoria milenar, ciência e bem-estar

MÁRIO SÉRGIO ROSSI VIEIRA

MG EDITORES

ACUPUNTURA E MEDICINA INTEGRATIVA
Sabedoria milenar, ciência e bem-estar
Copyright © 2017 by Mário Sérgio Rossi Vieira
Direitos desta edição reservados por Summus Editorial

Editora executiva: **Soraia Bini Cury**
Assistente editorial: **Michelle Neris**
Capa: **Alberto Mateus**
Imagem da capa: **Shutterstock**
Projeto gráfico: **Acqua Estúdio Gráfico**
Diagramação: **Santana**
Impressão: **Sumago Gráfica Editorial**

MG Editores
Departamento editorial
Rua Itapicuru, 613 – 7º andar
05006-000 – São Paulo – SP
Fone: (11) 3872-3322
Fax: (11) 3872-7476
http://www.mgeditores.com.br
e-mail: mg@mgeditores.com.br

Atendimento ao consumidor
Summus Editorial
Fone: (11) 3865-9890

Vendas por atacado
Fone: (11) 3873-8638
Fax: (11) 3872-7476
e-mail: vendas@summus.com.br

Impresso no Brasil

*Aos meus pais, que me forneceram os instrumentos
e o incentivo para que eu trilhasse meu caminho.*

*A minha esposa, Juliana, e a minha filha, Ana Clara,
que com sua cumplicidade guiam-me ao longo da vida.*

*Aos meus irmãos, Cássio e Otávio Augusto (in memoriam),
fundamentais para que eu me tornasse quem sou.*

Sumário

Prefácio • **11**
Apresentação • **15**
Introdução • **19**

1
Caminhos para o Oriente • **27**
Contracultura nos trópicos • **29**
Ocidente em conflito • **30**
União versus fragmentação • **30**
A inversão dos papéis • **33**
As terapias orientais • **34**

2
Oriente e Ocidente • **35**
O fluir da energia e a saúde • **40**
Fundamentos milenares • **42**
Metodologias diagnósticas • **51**
Abordagem sutil e individualização • **56**

3
Acupuntura: arte milenar • **59**
Do lado de cá • **63**
Método e evidências • **66**
Comunicação biológica • **70**
Ferramentas de trabalho • **73**

4
Serve para... • **81**
A medicina de reabilitação (fisiatria) • **89**
Medicina esportiva • **93**
Avaliação médica esportiva • **97**
Geriatria • **99**
Ginecologia e obstetrícia • **103**
Estresse • **106**

5
A medicina integrativa e o despertar para o futuro • **111**
Necessidade de harmonizar • **113**
Medicina integrativa: a restituição do equilíbrio • **116**
É sempre melhor prevenir! • **120**
Resultados promissores • **123**
Fugindo dos rótulos "medicina complementar e alternativa" • **123**
A medicina do futuro clama pela mudança de paradigma • **125**

6
Vida integrada: a chave para o bem-estar • **127**
Vida integrada • **128**
Desafios para conciliar bem-estar e modernidade • **130**

Como ter uma vida mais equilibrada • **132**
Exercícios de autorrelaxamento • **134**

7
Catorze dúvidas frequentes de quem quer fazer acupuntura • **137**

1. A acupuntura cura de verdade? • **138**
2. A acupuntura está ligada a uma religião? Há comprovação científica de seus benefícios? • **141**
3. A acupuntura serve para todos os problemas e para todas as pessoas? • **144**
4. Há contraindicação para a acupuntura? • **146**
5. Como é uma primeira sessão de acupuntura? • **150**
6. Como a acupuntura alivia a dor? • **151**
7. Acupuntura dói? • **152**
8. Quanto tempo dura a aplicação da agulha? • **154**
9. Há diferentes tipos de agulha? • **155**
10. Em que pontos as agulhas são aplicadas? • **156**
11. Por que a aplicação de agulhas na orelha é tão comum na acupuntura? • **157**
12. Quantas sessões são necessárias para eu me curar? • **158**
13. Como saber se o resultado foi atingido? • **160**
14. Corro algum risco ao fazer acupuntura? • **162**

Referências • **165**

Prefácio

Prezado leitor: gostaria de informá-lo de que estamos diante de uma obra produzida por um médico de excelente formação acadêmica e vasta experiência clínica. Neste livro, o dr. Mário Sérgio Rossi Vieira conseguiu trazer de forma clara informações importantes sobre a acupuntura – de seu início, na China, há três mil anos, aos dias atuais.

Escrever sobre acupuntura e Medicina Tradicional Chinesa (MTC) não é tarefa fácil, pois se faz necessário entender todo o contexto social, filosófico, econômico e cultural chinês da época. O livro também descreve como essa técnica milenar foi trazida para o Ocidente e de que forma evoluiu ao longo do tempo – a ponto de, hoje, desempenhar papel fundamental no tratamento de diversas doenças.

O sucesso deste trabalho não advém apenas do fato de o autor ter nascido em família de médicos ou de ver o homem como um ser complexo composto por corpo, mente e espírito, mas sobretudo porque o dr. Mário Sérgio vive aquilo que crê! Além de médico, ele é dedicado praticante de artes marciais, o que lhe confere a vivência do verdadeiro significado de *Qi*. Ao treinar o *Qi* (por meio do *qi gong*), praticar meditação e estudar muito, o autor busca equilíbrio e saúde para a própria vida, estando apto a oferecer o mesmo com propriedade aos que o procuram.

Aqui, o leitor vai encontrar diversas informações sobre acupuntura e MTC: teorias básicas, o entendimento sobre enfermidade e suas causas e o processo de diagnóstico da ótica oriental. No contexto da Medicina Ocidental (MO), Mário Sérgio mostra como as pesquisas realizadas no campo da acupuntura nos ajudaram a entender os principais mecanismos de ação dessa técnica – que já está bem estabelecida no Brasil como especialidade médica.

Além disso, o autor deixa bem claro que a acupuntura deixa o *status* de "medicina alternativa" para compor uma nova tendência mundial de abordar os pacientes: a medicina integrativa. Portanto, a acupuntura não veio para substituir nenhum tratamento, mas para se somar às opções terapêuticas já consolidadas pela MO. Aliás, com os paradigmas da medicina integrativa, voltamos a ver nossos pacientes em um contexto social, psicológico, emocional e familiar no qual ele se encontra num momento de sofrimento.

Cada capítulo traz informações técnicas mescladas com exemplos clínicos, destaques interessantes e uma bibliografia atualizada para quem quer aprofundar seus conhecimentos.

Ao término desta leitura, os que ainda não tiveram a oportunidade de receber esse tratamento – ou se decepcionaram por algum motivo – certamente mudarão de ideia e poderão avaliar se o médico que lhes atende pratica ou não uma boa acupuntura.

André Wan Wen Tsai
Ortopedista e acupunturista formado pela
Faculdade de Medicina da Universidade
de São Paulo (FMUSP) e presidente do
Colégio Médico de Acupuntura de São Paulo

Apresentação

A busca humana da felicidade passa, de forma obrigatória, pelo equilíbrio da saúde. Sem isso, não é possível desfrutar plenamente da vida.

Porém, quando o indivíduo depara com condições crônicas, incapacidades, dor física, emocional e pouca motivação no enfrentamento das doenças, é necessário que se utilize um modelo de atuação mais integrado e humano, que almeje uma vida com mais significado e qualidade.

Aliar métodos de tratamento tradicionais a outros não convencionais, em ordem crescente de intervenções – em que o mais simples e acessível chega antes do sofisticado e raro –, resulta no desejado equilíbrio entre o *interno* e o *externo*. O foco deve sempre ser o indivíduo e não somente a doença. E, nessa abordagem, há também espaço para a empatia e a compaixão, cultivando-se paciência, confiança e autoconhecimento.

Ler esta obra é, antes de tudo, um prazer. Trata-se de um daqueles livros que nos trazem entendimento e despertam o desejo fundamental de todo ser humano – o de ser feliz integrando corpo, mente, emoções e espírito e fugindo dos modelos atuais de fragmentação. Entender que existe um potencial de autocura dentro de cada um, encontrá-lo e expandi-lo são ações possíveis a todos nós.

O autor explica, de maneira simples e direta, como integrar os diversos conhecimentos da medicina oriental e ocidental tendo a acupuntura como foco, mas sugerindo a utilização de um arsenal mais amplo, baseado na medicina integrativa.

Trata-se de uma obra encantadora, necessária e cheia de sabedoria, indicada para médicos e pacientes; aqui, as inovadoras evidências científicas do Ocidente coexistem com a permanência do conhecimento milenar do Oriente. Afinal, aquilo que é bom resiste ao tempo.

É uma honra conhecer e conviver com o dr. Mário Sérgio, pessoa que sempre surpreende por suas palavras e atitudes e por seu profundo conhecimento do ser humano; alguém inquieto, que busca aprender, agregar e, sobretudo, integrar – um desses raros indivíduos que de fato alinham o que pensam, dizem e fazem. Aqueles que trilham os longos caminhos dessa peregrinação sabem o desafio e o mérito incomensurável dessa prática diária!

Conhecer o trabalho de Mário Sérgio inspira todos nós, reabilitadores, a também atuar de forma mais holística, honrando o compromisso do médico com aqueles que sofrem: curar às vezes, aliviar com frequência e confortar sempre.

Boa leitura!

Cristiane Isabela de Almeida
Médica fisiatra pela Sociedade Brasileira de
Medicina Física e Reabilitação (SBMFR)
e ex-gerente médica do Centro de Reabilitação
do Hospital Israelita Albert Einstein (HIAE)

Introdução

> *Cochilo.*
> *Na linha eu ponho a isca de um sonho.*
> *Pesco uma entrelinha.*
> (haicai de Guilherme de Almeida)

Cresci em uma família de médicos: avôs materno e paterno, tios, primos, pai e irmão. Por conta disso, a prática da medicina era, inevitavelmente, tema das reuniões familiares. Era comum levar para a roda de conversa casos de pacientes. Todos pediam aconselhamento, compartilhavam descobertas e comentavam a rotina de trabalho. Para mim, tudo aquilo era fascinante. Por isso, na hora de escolher uma carreira, não houve hesitação – a Medicina foi um caminho muito natural.

Tal fascínio ia muito além do conhecimento sobre o corpo e dos mecanismos para mantê-lo em harmonia. A dimensão humana inerente à atividade médica, por vezes presenciada nesses momentos de convivência familiar, era o que mais me encantava. Lembro-me de passar sucessivas férias com meu avô materno, que, em determinada época, parou de clinicar e mudou-se para uma fazenda no interior de São Paulo, onde atendia gratuitamente aos moradores da região. Sua abordagem era diferenciada, bastante humana, baseada em longas conversas e em exames clínicos detalhados.

Eu admirava essa atuação típica de quem se formou entre os anos 1920 e 1930, quando ainda não se tinha acesso à tecnologia nem a exames sofisticados. Desse modo, para chegar a um diagnóstico preciso e a um tratamento adequado, era preciso aproximar-se de forma real e multidimensional do paciente. Fazia-se necessário não apenas investigar os sintomas e as possíveis causas da doença, mas também avaliar de forma global o indivíduo e o meio em que ele estava inserido – considerando estilo de vida, modos de sentir e pensar, alimentação, moradia, relacionamentos e trabalho. Pequenos detalhes eram capazes de fornecer preciosos indícios sobre o estado de saúde ou doença de uma pessoa, e eu achava tudo isso incrível.

Outros acontecimentos de infância e adolescência contribuíram para as minhas escolhas profissionais. Meu pai, psiquiatra e grande humanista, e minha mãe, pedagoga e orientadora educacional, desde muito cedo criaram um lar repleto de leituras e acesso a bens culturais. Transitávamos entre livros de grandes pensadores, de filósofos gregos aos de temática oriental. Lembro-me claramente de, na adolescência, ter pegado na biblioteca de casa três livros que mudaram a minha vida: o *Tao Te Ching*, do filósofo Chinês Lao-Tsé, o *Bhagavad Gita*, referência da cultura espiritual indiana, e uma versão em espanhol de *Sidarta*, romance de Hermann Hesse. Isso descortinou um universo riquíssimo de novas possibilidades de ser e estar no mundo e influencia minha vida até hoje.

Minha prática de artes marciais também completou essas leituras e deu sentido a elas. Fiz judô dos 4 aos 11 anos. Aos 15, me iniciei no caratê, modalidade que ainda pratico. Sua filosofia ancestral promove a socialização e inspira parâmetros de conduta, sendo um instrumento para o aperfeiçoamento pessoal e o autoconhecimento. Com tudo isso, não era surpresa meu fascínio – deveras inocente – por filmes e séries dos anos 1970 em que lutadores de artes marciais buscavam justiça. Foi num desses filmes que vi pela primeira vez uma aplicação de acupuntura, realizada por um monge que também meditava e mostrava-se infalível no *kung fu*. Tudo caricato e exagerado, mas fiquei bastante impressionado na ocasião. Aquele cara virou meu herói!

Chegou a hora do vestibular e meu comprometimento com os estudos propiciou minha entrada na Faculdade de Ciências Médicas da Santa Casa de São Paulo (FCMS-CSP), em 1984. Havia finalmente chegado a hora de viver aquele sonho compartilhado em família. Essa paixão embalou os primeiros cinco anos da faculdade de Medicina – que, aliás, foram ótimos. Porém, entre o quinto e o sexto anos, quando comecei a ter contato com o funcionamento do sistema de saúde, fui abalado por uma pequena crise. A realidade me surpreendeu. Nos hospitais, 50 pacientes em uma sala de espera aguardavam o atendimento de dois únicos médicos. Além disso, havia a dinâmica de pressa e pouca atenção nos consultórios particulares, onde os colegas precisavam agendar inúmeros pacientes em um dia para ter uma remuneração razoável dos planos de saúde.

Ou seja, eu via diante de mim uma medicina voltada para questões óbvias e urgentes, com foco na doença e não no doente, e na qual não havia tempo para uma investigação mais profunda dos problemas dos pacientes. Era uma realidade bem diversa daquela que eu construíra romanticamente durante anos. Foi então que percebi que precisava buscar alternativas e trilhar novos caminhos que me deixassem mais realizado na profissão.

A Fisiatria foi minha primeira escolha como especialização. Lembro-me de que fiquei em dúvida entre Psiquiatria e Ortopedia, duas áreas diametralmente opostas. De um lado, gostava dos assuntos da mente e da psique humana, além de nutrir enorme admiração por meu pai e por sua carreira como psiquiatra; de outro, sentia forte atração por anatomia do movimento e estudos do sistema locomotor. Acabei concluindo que a Fisiatria traria para minha prática essas duas áreas da medicina que tanto me encantavam. Percebi que, dedicando-me aos cuidados da reabilitação, poderia atuar ao mesmo tempo com a recuperação física e emocional do paciente. Sabemos, por exemplo, que dois indivíduos amputados em um mesmo local, e em condições físicas similares, podem ter prognósticos diferentes, pois há uma clara relação entre a patologia e o modo como o paciente reage a ela.

A prática esportiva durante a vida inteira e competitiva por dez anos consecutivos como atleta de caratê (sagrei-me tricampeão paulista universitário em torneios da Federação Universitária Paulista de Esportes defendendo a FCMS-CSP) levou-me naturalmente a buscar uma segunda especialização na área de Medicina Esportiva. Essa especialidade combinava perfeitamente com a Fisiatria, ampliando minhas possibilidades de atuação. Em paralelo, algo – que hoje atribuo ao conceito junguiano de sincronicidade – ocorreu: naquela época, início dos anos 1990, era difícil a importação de livros, as encomendas levavam meses para chegar e as obras traduzidas estavam defasadas em relação às publicações originais. Meu pai surpreendeu-me dando de presente a então recém-lançada quarta edição americana do *Krusen's handbook of physical medicine and rehabilitation*, referência mundial na área da Fisiatria. Qual não foi minha surpresa ao folhear o índice e ver que essa nova edição tinha um capítulo inteiro dedicado à acupuntura. Eu havia lido algumas publicações acerca do tema, mas nada comparado à magnitude do capítulo do Krusen. Ele trazia explicações claras sobre a técnica, os mecanismos de ação da acupuntura do ponto de vista da ciência ocidental e explicações que eu racionalmente poderia inserir em meu cotidiano como fisiatra. Então tive meu grande *insight*: "É isso! Vou atrás desse conhecimento para incorporá-lo à minha prática médica".

Foi assim que iniciei o treinamento em um dos primeiros cursos de especialização em acupuntura para médicos. O Conselho Federal de Medicina regulamentou a técnica como especialidade médica em 1995.

Passei muito tempo estudando e estabelecendo as pontes entre o conhecimento da medicina ocidental e os fundamentos da acupuntura, procurando incorporar o melhor dos dois mundos à minha prática clínica. Sabemos, por exemplo, que a medicina ocidental e todos os seus avanços são imbatíveis na hora de tratar questões mais agudas. No entanto, entender o estilo de vida do indivíduo e as nuanças de sua esfera mental e emocional é extremamente relevante no caso de doenças crônicas, havendo uma série de recursos da medicina tradicional chinesa que atuam nesse sentido.

Durante 12 anos, trabalhei no Centro de Reabilitação da Santa Casa de São Paulo, onde atuei como coordenador de ambulatórios, preceptor de residentes e professor instrutor da Faculdade de Ciências Médicas. Meu mestrado abordou a reabilitação de atletas.

Paralelamente, em meados de 1995, comecei a atuar como médico da Confederação Brasileira de Esportes Aquáticos e a viajar pelo mundo acompanhando as seleções brasileiras em campeonatos internacionais e também nos treinamentos aqui realizados. Desempenho essa atividade até hoje. Ela me permitiu criar uma rede de relações que foi constante fonte de atualização. Nesse caminho, fiz um curso na Tianjin University of Traditional Chinese Medicine, em Tianjin, China. No hospital dessa universidade, todos os tratamentos são fundamentados na medicina tradicional chinesa. Anos depois, participei de um encontro médico no Yueyang Hospital, afiliado à Shanghai University of Traditional Chinese Medicine, em Xangai. Para aprimorar meu conhecimento das relações interdimensionais entre o corpo e a mente, fiz um treinamento clínico no Mind and Body Institute, em Harvard, com o dr. Herbert Benson, um dos pioneiros em medicina integrativa no mundo. Alguns anos depois, desejando entender melhor a integração entre as visões Ocidental e Oriental na prática da acupuntura, fiz o curso de especialização para médicos da Harvard Medical School, coordenado pelo médico acupunturista e fisiatra Joseph Audette.

Ao revisar este capítulo, em junho de 2016, encontro-me novamente em Xangai, acompanhando a Seleção Brasileira de Polo Aquático Feminino, que está competindo na final da Liga Mundial da modalidade. Tivemos há pouco um encontro com os profissionais responsáveis pelas seleções participantes. Em um ambiente fértil, discutimos protocolos de tratamento e prevenção de lesões. É interessante ressaltar que a seleção chinesa, hoje comandada por um técnico brasileiro, utiliza a medicina ocidental de ponta associada a tratamentos tradicionais – como acupuntura, ventosas, *tuiná* e *qi gong*.

Há mais de 20 anos tenho uma clínica na capital paulista, onde atuo como acupunturista, e há 12 sou médico institucional do Hospital Israelita Albert Einstein, no qual lidero o Comitê de Terapias Complementares. No dia a dia, busco o equilíbrio entre corpo e mente, dedicando-me à meditação e ao caratê. Sempre que possível, fico em contato com a natureza, praticando surfe e realizando caminhadas no campo. Graças a todos esses anos de dedicação à medicina tradicional chinesa e à acupuntura, aprofundando-me na teoria e conhecendo as respostas na prática, acumulei valioso conhecimento que tenho a honra de compartilhar neste livro. Namastê!

1. Caminhos para o Oriente

> *Imagine all the people*
> *Living life in peace*
> (trecho de "Imagine", de John Lennon)

A chegada das terapias orientais à área da saúde no Ocidente não foi um fato isolado. Entre as décadas de 1960 e 1970, a sociedade ocidental enfrentou sérios questionamentos e viu surgir movimentos de ruptura no cenário político, econômico e sociocultural. Buscava-se encontrar novos caminhos depois de duas guerras mundiais e sob ameaça de uma terceira.

O individualismo atingira seu ápice, ameaçando a integridade do tecido social, e as pessoas procuravam modos alternativos de viver e se expressar, mais conscientes da interdependência de outros seres e do meio ambiente. Nessa época, o movimento ecológico-ambientalista ganhou força, reinserindo o homem na ordem da natureza; o movimento feminista cresceu, pleiteando a revalorização do feminino por meio de parâmetros não ditados pelo masculino; na saúde, buscavam-se formas alternativas de terapia, fundamentadas em valores e concepções holístico-integrativas.

O pensamento holístico, que considera a sociedade algo maior que os indivíduos e, portanto, hierarquicamente superior a eles, emergiu como um contraponto ao padrão hegemônico valorizado pelo individualismo. Essa filosofia propunha uma situação oposta ao modo de vida do homem moderno, autorrealizável e autossuficiente.

Tal conceito começou a se manifestar de várias formas. Nas esferas política e econômica, criou-se uma oposição ao sistema capitalista; no âmbito religioso, vertentes alternativas ao catolicismo, como o budismo, o hinduísmo e até o paganismo, se fortaleceram. Nas artes, vivemos a efervescência da contracultura.

A contracultura, movimento que ganhou força nos Estados Unidos a partir da década de 1960 e se espalhou pelo mundo, foi caracterizada por alguns dos princípios que discutimos até aqui e também por outras tendências: valorização da natureza, vida comunitária, luta pela paz, vegetarianismo, respeito às minorias raciais e culturais, liberdade nos relacionamentos sexuais e amorosos, aproximação das práticas religiosas orientais, crítica aos meios de comunicação de massa e discordância com os princípios do capitalismo e da economia de mercado. Os Beatles, Janis Joplin, Jim Morrison e Jimi Hendrix são alguns dos expoentes desse movimento.

Contracultura nos trópicos

Esse movimento chegou ao Brasil nos anos 1960, época em que vivíamos um momento de tensão. Parte da classe artística fazia oposição ao novo sistema político e também às imposições da indústria cultural e da mídia de massa. Nessa época, por exemplo, surgiu o Tropicalismo, o qual propunha uma renovação da canção popular que ampliasse as possibilidades criativas na produção cultural.

Uma nova forma de expressão também chegou às artes audiovisuais com o Cinema Novo. Com essa vertente, a ideia de uma produção audiovisual nacional feita segundo o modelo cinematográfico norte-americano e europeu dá espaço a uma nova perspectiva: a realização de filmes com raízes nacionais e vinculados criticamente à realidade do subdesenvolvimento. Glauber Rocha foi uma de suas maiores expressões.

O teatro também rompeu com a linguagem tradicional. O Oficina, de José Celso Martinez Corrêa, por exemplo, assumiu uma linha de provocação, procurando mobilizar o público por meio da instigação agressiva e da desmistificação. O espectador era confrontado com a pequenez de seus privilégios à custa da pobreza do povo.

Ocidente em conflito

O Ocidente vivia um período de revisão das premissas que, num processo milenar, formaram as bases da sociedade. O modo de vida ocidental foi construído sob o preceito de que o homem é separado da natureza e do divino; dividido em corpo, mente e espírito, ele deve controlar e manipular a natureza para garantir a sobrevivência.

Nesse momento – décadas de 1960 e 1970 –, o Ocidente não mais mostrava entusiasmo por seus valores e crenças. Face a essa crise, vê-se diante do desafio de buscar soluções e as encontra em uma perspectiva de essência muito próxima à da filosofia oriental. Segundo esta, o homem é unificado em corpo, mente e espírito – e também à natureza, da qual é parte e não dono.

Nesse período de revisão de conceitos, o sistema de saúde ocidental, também em crise, abriu caminhos para a incorporação das terapias orientais.

União *versus* fragmentação

A abordagem integrativa da medicina não constituía novidade. Hipócrates (460-370 a.C.), referência filosófica e histórica da medicina ocidental, e seus discípulos deixaram-nos reflexões sobre a condição humana, o adoecimento, a cura e a prevenção. Todos apontavam para a importância de o indivíduo estar em equilíbrio consigo mesmo e com o mundo à sua volta. Para eles, não havia separação clara entre corpo e mente; além disso, a cura estava em ajudar a tendência natural do organismo a se autoequilibrar.

Em meados de 1600 d.C., o matemático, físico e filósofo espiritualista René Descartes propôs a divisão cartesiana entre corpo e mente. Esta influenciou o movimento reducionista que formatou a ciência ocidental nos séculos seguintes. Descartes sugeriu uma clara separação entre os estudos do corpo (aspectos materiais) e da mente (o que ele chamou de aspectos espirituais do homem). Para ele, assuntos da mente e do espírito pertenciam ao domínio da Igreja, enquanto a ciência deveria se concentrar no estudo do que é material e pode ser abordado de modo racional. Nessa concepção, corpo e mente são considerados processos separados e com realidades autônomas, pouco relacionadas entre si.

A ciência ocidental apoiou-se na teoria de Descartes e no pressuposto de que, quanto mais se foca na redução dos fenômenos naturais em partes cada vez mais simples, mais se entende o fenômeno como um todo. Assim, para aprender sobre qualquer mecanismo, procura-se entender as partes que o compõem. O método, não se pode negar, promoveu grandes descobertas e a evolução da ciência do modo como a conhecemos hoje.

As ciências aplicadas começaram a transformar as ciências médicas no começo do século XX. Estas evoluíram bastante nesse período, apoiadas nos seguintes pilares:

pesquisa clínica, método científico, educação e ensino e metodologia da prática clínica. Em paralelo, houve o acesso a saneamento básico e água potável, o desenvolvimento das vacinas, a descoberta dos antibióticos, a difusão das técnicas de assepsia e o cuidado materno infantil, além do desenvolvimento de incontáveis terapias e drogas para doenças de grande prevalência.

Ao entendermos melhor o funcionamento do organismo humano, inúmeras frentes de tratamento foram estabelecidas – tendo a indústria farmacêutica papel fundamental nesse caminho. Com isso, doenças cardiovasculares, como a hipertensão arterial, e endocrinológicas, como a diabetes, entre tantas outras, puderam ser tratadas de forma eficiente e segura.

Além disso, o avanço nas técnicas cirúrgicas e no tratamento de traumas por acidentes graves e a parametrização de métodos eficientes para o atendimento de doenças de prevalência comum aumentaram significativamente a expectativa de vida da população.

Entretanto, se por um lado o progresso da medicina e de suas múltiplas especialidades trouxe avanços significativos para o tratamento das doenças, por outro não foi capaz de resolver o problema da coexistência de várias enfermidades (comorbidades) que cronicamente podem afetar o indivíduo à medida que ele envelhece. As comorbidades resultam de uma interação de disfunções patológicas de vários sistemas orgânicos, sendo sua repercussão no organismo maior que a soma das partes afetadas. Como todos os órgãos do corpo são interconectados, não é possível resolver o problema de forma eficiente priorizando o tratamento de partes sem abordar o conjunto e suas causas subjacentes. Note o descompasso: vivemos mais, porém muitas vezes acometidos por doenças crônicas que diminuem de maneira drástica nossa qualidade de vida.

A inversão dos papéis

Observamos ao longo dos anos que o sistema de saúde encorajou os pacientes a acreditar que as respostas estão na tecnologia dos exames e nas medicações disponíveis, o que desestimula a reflexão sobre a interconexão das múltiplas causas que agem no desenvolvimento da doença. Predisposição genética, estilo de vida, emoções, pensamentos, relações interpessoais, cuidados consigo mesmo, orientação e acesso médico adequado são variáveis que, somadas, definem a melhora ou piora do quadro clínico da doença crônica. Essa prática da medicina – focada na parte sem considerar o todo e apoiada excessivamente na tecnologia – criou barreiras de comunicação entre médico e paciente. O atendimento médico humanizado com troca de informações e perguntas e respostas estruturadas, o exame físico detalhado, a empatia e o acolhimento tornaram-se cada vez mais secundários.

As terapias orientais

A deterioração da relação médico-paciente, a superutilização da tecnologia a custos cada vez maiores e a impossibilidade de o sistema de saúde oferecer tratamentos adequados para doenças crônico-degenerativas ampliaram a percepção geral sobre as limitações da medicina ocidental. Além disso, contribuíram para o aumento do interesse pelas terapias complementares. Várias pesquisas americanas mostraram na década de 1990 que uma boa parte da população dos Estados Unidos estava muito interessada em ter mais acesso a tratamentos baseados em nutrição, fitoterápicos e medicina tradicional chinesa. Já havia um público para o qual a saúde e a cura demandavam mais que o uso de pílulas ou procedimentos cirúrgicos.

Diversas frentes de pesquisa foram iniciadas em grandes universidades com o objetivo de compreender melhor essas abordagens e integrá-las ao modelo científico ocidental. Uma das técnicas da medicina tradicional chinesa que começaram a ser estudadas e aprofundadas na perspectiva ocidental foi a acupuntura, que veremos em detalhe nos capítulos a seguir. Nosso objetivo aqui é explorar a arte de combinar a técnica com o conhecimento da medicina ocidental, usando o melhor de ambas para maximizar a capacidade de recuperação do paciente.

2. Oriente e Ocidente

Deve haver uma força primordial, mas é impossível localizá-la. Acredito que ela exista, mas não posso vê-la. Vejo os seus sinais, posso até mesmo senti-la, mas ela não tem forma.

(Chuang-Tsu, Capítulos internos, século IV a.C.)

Diferentes valores e conceitos fundamentam a história, a filosofia e a cultura dos países orientais e ocidentais. O mesmo se pode dizer da prática médica. Além das diferenças linguísticas e conceituais inerentes, a medicina tradicional chinesa (MTC) e a medicina ocidental (MO) trazem em seu escopo distintos modos ontológicos e epistemológicos.

Desenvolvida na China ao longo de milênios e praticamente livre de influências do Ocidente, a MTC baseia-se em uma visão relativista do mundo, advinda da teoria energética dos opostos complementares *yin-yang* – que, coincidentemente, tem relação com a maneira como a física quântica, hoje, descreve o universo. Com teorias diferenciadas e metodologias de diagnóstico e tratamento únicas, a MTC teve suas bases teóricas e formulações construídas por inúmeras gerações de brilhantes médicos e filósofos.

> **Ontologia** – do grego, *onto* (ser) e *logos* (estudo), braço da filosofia que estuda a natureza do ser, sua existência e realidade, procurando determinar as categorias fundamentais e as relações do "ser enquanto ser".
>
> **Epistemologia** – do grego, *episteme* (conhecimento científico) e *logos* (estudo), ramo da filosofia que estuda a origem, a estrutura, os métodos e a validade do conhecimento científico, avaliando a coerência lógica das teorias.

O entendimento de saúde e doença e a visão do funcionamento do corpo humano são peculiares nas vertentes oriental e ocidental. Na MTC, por exemplo, não existe um conceito similar ao nosso em relação ao Sistema Nervoso Central; há uma visão radicalmente divergente do sistema endócrino; os micro-organismos não são vistos como causa etiológica de doenças e existem conceitos a respeito de fatores patogênicos externos, como frio, calor, e fatores internos, como sentimentos de raiva, tristeza e muitos outros.

Também há profundas divergências naquilo que é valorizado na análise e na investigação, tanto na teoria quanto na prática médica. A MO valoriza o microscópio como instrumento ideal de observação, com o objetivo de reduzir e isolar a causa central da doença. Já a MTC edifica os cinco sentidos do clínico e observações das esferas física, mental, emocional e energética com o objetivo de entender o panorama geral do paciente, e, assim, desvendar o padrão de desarmonia que o leva a adoecer.

Tais concepções, muito diferentes das aplicadas no mundo ocidental, foram o principal entrave para a aceitação da prática da medicina oriental e da acupuntura no Ocidente. O médico ocidental, treinado anos a fio para desenvolver um raciocínio clínico com base na ciência, sentiu extrema dificuldade de abordar e aceitar novos conceitos e derivações do raciocínio chinês.

Obstáculos também foram encontrados na compreensão dos textos clássicos da MTC. Por meio de uma linguagem poética e metafórica, eles descrevem o estilo de vida agrário e campestre da China antiga, onde o ser humano estava integrado e sincronizado de forma harmônica à natureza e ao universo, estando todos os seus aspectos multidimensionais inter-relacionados.

A complexidade do idioma chinês e do conteúdo dessas obras deu origem a traduções imprecisas e pouco delimitadas, impedindo a clara compreensão da medicina oriental pela ótica científica ocidental. Muitos dos princípios foram erroneamente traduzidos, sem levar em consideração os alicerces do pensamento chinês. Por conta disso, sob um olhar extremamente superficial, os conceitos da MTC foram vistos como desconexos, beirando um universo onírico de abstrações sem fundamento.

Imagine a reação deste médico ocidental ao ouvir pela primeira vez afirmações do tipo: "Existe uma estagnação do *Qi* no fígado" (referindo-se a um caso de síndrome pré-menstrual); "Ele tem deficiência de *Qi* do coração" (referindo-se a um caso de insuficiência cardíaca com dispneia aos esforços físicos, sudorese, palidez e apatia). Foi bem estranho.

Na tentativa de construir uma ponte entre esses dois universos tão distintos, o Ocidente teve o grande desafio de transformar os termos e conceitos chineses em expressões contemporâneas sem perder a essência do conhecimento oriental. Não foi uma tarefa fácil, até porque para certos conceitos não existe tradução. Um exemplo é o termo *Qi* (ou *Ch'i* ou *Chi*), traduzido inicialmente pelos jesuítas no século XVII como "energia vital".

Na verdade, *Qi* abarca um significado muito maior e mais complexo. O ideograma que representa esse conceito mostra cereal cru na parte de baixo e fumaça (ou gás) em cima, simbolizando o vapor que sobe do arroz enquanto cozinha. Trata-se de uma referência à interdimensionalidade entre o que é palpável e o que não é, algo entre matéria e energia. Representa tudo que há no mundo, a essência por trás de todas as coisas – dos elementos encontrados na natureza e no universo às emoções humanas. Aliás, no ser humano, a imagem do ideograma pode ser interpretada como a essência das substâncias digeridas transformadas na vitalidade de que o organismo precisa para viver e realizar suas atividades ("nutrir, mover e aquecer").

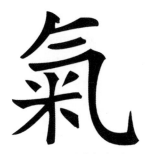

Figura 1 – O símbolo do *Qi*.

A ideia de energia não está relacionada a conceitos da medicina ocidental. Para nós, "energia" é uma palavra usada de forma instintiva para nos referir ao nosso estado de ânimo. Por outro lado, na MTC o conceito é refinado e tem um vocabulário específico para classificar suas nuanças e derivações. É a vitalidade do corpo derivada da nutrição que circula por todos os tecidos corporais. Cada órgão produz um padrão (tipo) de energia que contribui para a vitalidade geral do organismo.

Energia é o conceito fundamental para a prática da MTC, na qual a saúde é medida pela vitalidade dessa energia que percorre o corpo. Ou seja, o fundamento de toda a prática da MTC é baseado na circulação do *Qi* – e este está presente em tudo. Ele gera calor e estimula as funções e interações entre os diferentes órgãos; transforma a comida e os líquidos ingeridos e o ar respirado em sangue, fluidos e vitalidade; produz a energia necessária à respiração, à circulação sanguínea e ao movimento dos fluidos.

É muito difícil descrever ou definir o *Qi* de uma pessoa, mas ele é perceptível. Na China e no Japão, o *Qi* está associado à vitalidade do indivíduo ou ao magnetismo de sua personalidade. Uma pessoa com um *Qi* saudável e intenso preenche o espaço ao seu redor e enche de dinamismo o lugar em que está.

O fluir da energia e a saúde

Na concepção chinesa, o *Qi* é o grande mestre responsável pelo equilíbrio físico, mental, emocional e espiritual do ser humano. Quando seu fluxo é desestabilizado, surgem alterações que desencadeiam problemas de saúde. Ou seja, na MTC a doença é resultado do desequilíbrio (ou desarmonia) do *Qi*. Por sua vez, a saúde é a homeostase (ou o equilíbrio) do fluxo do *Qi*.

O aprimoramento da saúde e a prevenção de doenças são o foco da medicina no Oriente, ao contrário do que ocorre no mundo ocidental, onde a base médica está na cura da patologia. Lá, a ideia é manter o organismo saudável, promovendo o fluxo e o equilíbrio do *Qi*. O *Huang Di Nei-Jing – O clássico do imperador amarelo*, ancestral manual de medicina chinesa escrito durante a dinastia Han (206 a.C.-220 d.C.), já afirmava que o bom médico é aquele que consegue, com sucesso, controlar as doenças antes mesmo que elas se desenvolvam.

Nesse processo, o indivíduo também assume importante papel perante a própria saúde. Segundo a MTC, o ser humano tem a capacidade inata de curar a si mesmo, conhecida como *Fu Zheng*. O segredo é maximizar os recursos internos que se manifestam naturalmente, harmonizando o próprio organismo. Um exemplo disso: podemos fortalecer e potencializar o sistema imunológico para que ele combata uma possível infecção e fazer uso racional de antibiótico, caso haja real necessidade de combater o problema já instalado.

Você deve estar se perguntando como fazer isso. De acordo com os ensinamentos chineses, por meio de diferentes técnicas terapêuticas que movimentam e harmonizam o *Qi* e estimulam a imunidade, como: acupuntura; moxabustão (queima da *Artemisia vulgaris* para aquecer pontos específicos; por motivos sanitários, hoje usamos em consultório aparelhos elétricos que simulam o calor gerado pela queima de mocha); ventosaterapia; fitoterapia (ervas medicinais); *tai chi chuan* (meditação em movimento); *Tuiná* (massagem); *qi gong* (exercícios respiratórios); e dietoterapia (alimentação balanceada).

Agora, imagine mais uma vez quando concepções como essas chegaram ao Ocidente, em que bases lógicas, científicas, anatômicas e estruturais eram utilizadas para intervir na doença. Não é à toa que, em um cenário de desconfiança e ceticismo, a MTC tenha sido recebida como algo primitivo – um tipo de poção milagrosa, coisa de curandeiro e charlatão.

Fundamentos milenares

Assimilar os princípios da MTC requer uma visão transcendente. Seus fundamentos atravessam os milênios e carregam significados bastante peculiares. Uma mensagem primordial em sua filosofia é que tudo está contextualizado em uma cadeia de relações. Pense na existência da noite sem o dia, do inverno sem o verão, do trabalho sem o descanso, da tristeza sem a felicidade. Nada é puramente positivo ou negativo, branco ou preto, bem ou mal. Cada um transporta em si parte do outro.

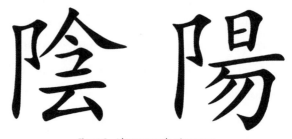

Figura 2 – Ideogramas de *yin* e *yang*.

Yin – A raiz da esquerda simboliza um muro de pedras, manifestação construída segundo a sua estrutura aparente. A raiz da direita representa um telhado sobre o qual se encontra uma formação nebulosa. Noção de coberto, sombrio, interior, pesado, escuro, frio.

Yang – A raiz da direita representa o sol que emite seus raios por sobre a linha do horizonte. Noção de descoberto, luminosidade, exterior, leve, claro e quente.

Essa é a essência do *yin-yang*, teoria que surgiu da observação da alternância cíclica do dia e da noite. De forma bem simplista, ela pode ser entendida como a existência de forças opostas na natureza (frio e quente, absorção e irradiação, peso e leveza, lua e sol). Originalmente, seus ideogramas representam os lados sombreado (*yin*) e ensolarado (*yang*) de uma montanha. Já o diagrama *tai chi tu*, o círculo com duas polaridades, uma preta e outra branca, simboliza o estado dinâmico e harmônico dos dois polos opostos, que são complementares e interagem entre si de forma cíclica e contínua.

O símbolo abaixo representa as polaridades *yin* (preto) e *yang* (branco). As duas esferas contidas em cada polo simbolizam a inexistência de uma polaridade pura, apontando que dentro de cada uma existe a essência da outra.

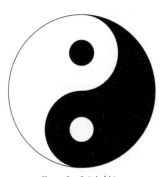

Figura 3 – O *tai chi tu*.

No pensamento chinês, absolutamente tudo no universo – tudo mesmo! – é governado pelo princípio *yin-yang*. Assim como o *Qi*, seu entendimento é essencial para compreender a dualidade existente no mundo, a importância do equilíbrio energético e a própria MTC – dos princípios fundamentais e da classificação das doenças às modalidades de diagnóstico e tratamento.

Essa teoria postula que todas as relações universais são opostas e complementares: nenhuma entidade pode existir isoladamente sem uma relação com todo o resto. Por isso, na MTC valoriza-se a cadeia de inter-relações entre a sintomatologia (aspectos físico, mental, emocional e energético) de determinada pessoa, assim como as relações com seu ambiente, seus familiares, o alimento que consome e como se adapta a mudanças multidimensionais em seu entorno. Isso nos auxilia a entender o contexto de equilíbrio e de padrões de desequilíbrio, denominados padrões de desarmonia, fundamentais para o diagnóstico na MTC.

Já vimos que saúde, na concepção da medicina oriental, é produto de um *Qi* equilibrado. Agora, também podemos dizer que ser saudável é manter um estado ideal de equilíbrio entre esses processos opostos e complementares denominados *yin* e *yang*. Quando essas polaridades mostram-se excessivas, deficientes ou estagnadas, os efeitos dessa dissonância se manifestam no corpo, na mente e nas emoções. E, com essa quebra do equilíbrio dinâmico, surgem as doenças.

Assim, dessa ótica, um paciente que apresenta sintomas como febre alta, boca seca, face corada e pulso rápido tem um desequilíbrio que pode ser causado tanto pelo excesso de *yang* como pela deficiência de *yin*.

Vale ressaltar que os indivíduos têm uma constituição geneticamente determinada chamada de *jing* (essência), que reflete a capacidade inata de cada um de manter o equilíbrio e a saúde. Essa capacidade pode ser fortalecida ou enfraquecida no decorrer da existência, dependendo das condições e do estilo de vida, dos estressores físicos e psicológicos e do ambiente. A MTC enfatiza que bem-estar emocional e saúde estão intrinsecamente ligados. Eles descreveram distintos padrões mentais e emocionais associados a processos físicos e tendências de resposta homeostática (ao reequilíbrio) facilitadas ou dificultadas por tais padrões.

Os antigos chineses também consideravam os chamados cinco elementos – água, fogo, terra, metal e madeira – o fundamento de tudo que é constituído no universo. Ao observarem a natureza, encontraram paulatinamente padrões de ocorrência, com características típicas de cada elemento em uma cadeia de inter-relações – descobertas por métodos indutivos e dedutivos que, aos poucos, foram aplicados à teoria e à prática da MTC.

Também conhecidos como fases ou movimentos, os cinco elementos representam as forças que, nessa inter-relação, formam ciclos dinâmicos, ora de geração/crescimento/promoção, ora de inibição/restrição/controle. Essa teoria é amplamente aplicada à medicina, assim como a todas as coisas.

Trata-se de uma metáfora para o raciocínio clínico de interação entre os diversos componentes do corpo humano, tanto concretos como sutis. Termos e atributos desses elementos estão aplicados a órgãos, meridianos, pontos, funções, patologias e, inclusive, à personalidade dos pacientes. Tudo pode ser classificado de acordo com ela – de estações do ano, cores e direções a sabores, órgãos e emoções.

	Madeira	Fogo	Terra	Metal	Água
Clima	Vento	Calor	Umidade	Secura	Frio
Cores	Verde/Azul	Vermelho	Amarelo	Branco	Preto
Sabores	Ácido	Amargo	Adocicado	Picante	Salgado
Yin/yang	*Yang* mínimo	*Yang* máximo	Centro	*Yin* mínimo	*Yin* máximo
Órgão (*zang*)	Fígado	Coração	Baço/pâncreas	Pulmão	Rim
Víscera (*fu*)	Vesícula biliar	Intestino delgado	Estômago	Intestino grosso	Bexiga
Órgãos do sentido	Olhos	Língua	Boca	Nariz	Ouvidos
Tecidos corporais	Ligamentos e tendões	Vasos sanguíneos	Músculos	Pele	Ossos
Ornamentos	Unhas	Face	Lábios	Pelos	Cabelos
Emoções	Raiva	Alegria	Preocupação	Tristeza	Medo
Secreções	Lágrimas	Suor	Saliva	Secreção nasal	Escarro

Quadro 1 – A teoria dos cinco elementos e sua representatividade.

Essas teorias também fundamentam a classificação do corpo humano em padrões *zang-fu*, de órgãos e vísceras, que não necessariamente correspondem às descrições anatômicas da medicina ocidental. Os chineses antigos quase não tinham acesso à dissecação de cadáveres, muito menos tecnologia para fazê-lo. Desse modo, os modernos conceitos anatômicos (complexas estruturas definidas com detalhe e clareza) não existiam.

Classicamente, os *zang*, com características *yin*, são sólidos, localizados mais internamente (profundos) e estruturais (fígado, coração, baço/pâncreas, pulmão, rim e pericárdio). Já os *fu*, com característica *yang*, são ocos, externos (superficiais) e funcionais (vesícula biliar, intestino delgado, estômago, intestino grosso, bexiga e triplo aquecedor). Note que o *fu* "triplo aquecedor" não corresponde a nenhuma estrutura anatômica ocidental, sendo suas funções únicas para o paradigma da MTC.

Os padrões do *zang-fu* abrangem tanto a constituição anatômica e fisiológica (funcional) de órgãos e vísceras, relativa ao grau de conhecimento daquela época, quanto os aspectos energéticos associados a eles.

Assim, os órgãos internos descritos na MTC têm, no organismo, uma influência mais abrangente do que a função fisiológica que classicamente consideramos na MO. Alterações na energia dos órgãos estão ligadas não somente às funções tradicionais atribuídas a eles, mas a sintomas mais sutis, das esferas mental, emocional e energética. A cada um dos órgãos internos são atribuídas funções e responsabilidades que a sua energia deve executar. Desarranjos provocam sintomas mais abrangentes.

Essas características adicionais dos órgãos internos são valorizadas e perguntas específicas procuram caracterizar o padrão de desarmonia. Nesse contexto, os sintomas trazem informações para a análise das disfunções e do padrão constitucional do paciente. A intenção é avaliar os sintomas em uma esfera biopsicossocial, além de entender os aspectos mais sutis que vêm desse acervo de informação milenar.

Quando o médico tradicional chinês diagnostica uma doença do coração, não significa necessariamente que a estrutura anatômica "coração", como a conhecemos no Ocidente, esteja afetada, mas que algumas funções daquilo que, no conjunto, é denominado "coração" podem estar alteradas. Assim, por exemplo, sintomas como agitação

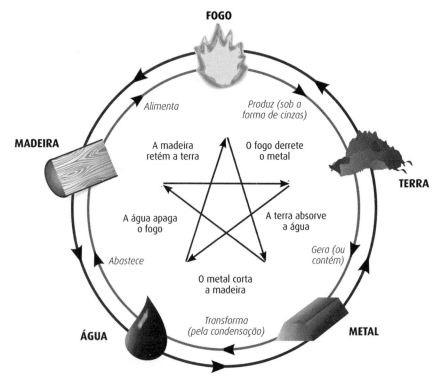

Figura 4 – Os cinco elementos interagem entre si em ciclos dinâmicos de geração e inibição com o objetivo de equalizar o desequilíbrio e retomar a homeostase. Isso pode ser aplicado a todas as coisas do universo.

mental, ansiedade e sudorese noturna estão relacionados a alterações no *zang* coração, mesmo que, nesse caso, ainda não haja uma doença física associada ao órgão.

Na visão holística da medicina chinesa, cada órgão e víscera do sistema *zang-fu* estão conectados funcionalmente a uma substância vital, um tecido, uma emoção e um órgão dos sentidos, em uma relação de interdependência. Por exemplo, o fígado (madeira, *zang*, *yin*) relaciona-se com a vesícula biliar (madeira, *fu*, *yang*); entre suas funções estão armazenar o sangue, assegurar o fluxo do *Qi*, controlar tendões e abrigar a alma etérea; sua manifestação externa se dá nas unhas (por meio de características como manchas, fragilidade etc.) e os olhos são as janelas de sua energia, que é afetada pela raiva.

Toda essa conectividade é feita pelos meridianos, canais virtuais que transportam o fluxo de *Qi* por todo o corpo e estabelecem relações entre o interior e o exterior. Quando há bloqueios nessa distribuição, ocorre uma deficiência de *Qi* em determinadas partes do organismo, assim como um excesso em outras. Analogicamente, é como a obstrução de uma corrente de água, que leva a uma diminuição de sua vazão na jusante (para onde ela corre) e a um aumento na montante (de onde ela vem).

De acordo com a MTC, existem dezenas de meridianos, sendo 12 principais, bilaterais, com trajetos superficiais e profundos, e outros tantos tributários, que circulam no nível da pele e profundamente pelos órgãos. Tudo isso interliga órgãos e vísceras do sistema *zang-fu* a tecidos subcutâneos, músculos, tendões, membros superiores e inferiores e órgãos do sentido.

É precisamente nesses caminhos que encontramos os pontos de estimulação, que podem ser tonificados ou sedados – com agulhas, no caso da acupuntura – a fim de estabelecer a circulação harmônica do *Qi*. Existem 365 pontos nos trajetos dos meridianos clássicos e mais de 2 mil fora desses meridianos.

Uma curiosidade: as referências anatômicas desses caminhos invisíveis percorrem 2 mil anos pela história da MTC.

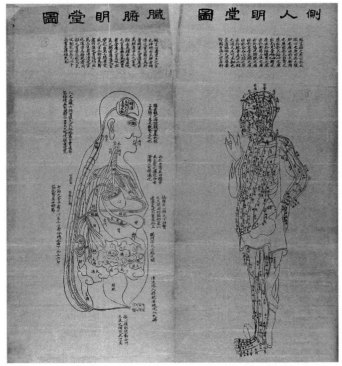

Figura 5 – Desenho histórico mostrando a ancestralidade da descrição dos zang-fu e meridianos de acupuntura. Fonte: Wellcome Images, Londres.

Metodologias diagnósticas

A compreensão da intrínseca relação entre *Qi*, desequilíbrios *yin-yang*, cinco elementos, sistema de órgãos e vísceras *zang-fu* e meridianos permite a aplicação de um raciocínio diagnóstico eficaz dentro da MTC. Nesse caminho, a inter-relação entre todos esses fatores não pode ser esquecida, já que o desequilíbrio que atinge determinado órgão pode ter sua causa em outro, assim como uma doença pode se propagar ou mesmo se transformar em outra. Por conta disso, a medicina chinesa valoriza a observação do todo.

Vejamos a seguir algumas diferenças fundamentais na abordagem diagnóstica entre a MTC e a MO.

No mundo ocidental, a metodologia médica contemporânea correlaciona os sintomas de uma doença à sua causa etiológica para instituir uma terapêutica que atue na cura desse fator causal e, consequentemente, no alívio dos sintomas. Como sinais e sintomas são comuns a muitas doenças, o médico busca o diagnóstico preciso da causa etiológica da patologia por meio de diferentes métodos propedêuticos, como anamnese, exames clínicos e subsidiários (de laboratório, de imagem etc.).

Por exemplo, uma dor irradiada em queimação para o braço esquerdo, que piora com a prática de atividade física, pode ser um sintoma comum a causas etiológicas distintas, como obstrução coronariana, hérnia de disco cervical e inflamação muscular, entre outras. Somente após o estabelecimento de um diagnóstico com precisão, ou seja, esclarecendo a causa principal daqueles sintomas, o médico analisa e propõe as condutas e opções terapêuticas.

Outra característica da medicina no Ocidente é a classificação das doenças de acordo com o sistema corporal afetado e sua causa etiológica. Assim, uma patologia do coração cuja causa é a obstrução do fluxo sanguíneo das artérias coronárias por uma placa de gordura calcificada (ateroma) é denominada coronariopatia obstrutiva – que gerará um quadro clínico com sinais e sintomas típicos e cursará, na maioria dos casos, em um desenvolvimento esperado, que chamamos de história natural da doença.

Já no lado oriental isso é muito diferente. O raciocínio clínico está ancorado em variáveis distintas daquelas aqui explanadas sobre a MO.

Verifica-se, por meio da anamnese e do exame físico, se o paciente apresenta sintomas sugestivos de desequilíbrio nos princípios *yin* e *yang*. A partir daí, consideram-se esse desequilíbrio em relação aos cinco elementos e os seus órgãos *zang-fu* correspondentes.

A desarmonia em um órgão repercute em outros, em uma cadeia de mútuas influências que seguem os padrões de inter-relacionamento dos cinco elementos. Nessa sistemática, analisa-se concomitantemente quantidade e qualidade do Qi. Como os meridianos transportam o fluxo de Qi, pode haver bloqueios em sua distribuição, levando, como vimos, à sua deficiência em certas partes do corpo e a seu excesso em outras. Esse padrão de desarmonia configura uma síndrome com sinais e sintomas.

Na MTC, a diferenciação das síndromes é feita por meio de quatro métodos diagnósticos. Basicamente, eles consistem em: observar o todo e partes específicas do corpo (sobretudo a língua); ouvir os sons (fala, respiração, tosse) e sentir os odores apresentados pelo paciente (hálito, principalmente); interrogar queixas, sintomas e evolução da doença, história pregressa, hábitos de vida e alimentares, sono; e examinar o físico, por meio da palpação, e o pulso arterial.

O exame do pulso é um importante diferencial nesse processo. No Ocidente, ele fornece basicamente o ritmo da contração do coração; no Oriente, é protagonista na propedêutica médica – uma espécie de contador de histórias que revela a expressão do *Qi*, do sangue e do sistema *zang-fu*. Sua palpação é feita na artéria radial, na região do punho, em três posições e três profundidades, nos antebraços direito e esquerdo, juntos e separadamente. Cada ponto corresponde a um sistema específico do organismo. Parâmetros como força, forma, consistência, amplitude, frequência e regularidade são avaliados.

Também é feita a análise de oito princípios: interior (profundo) e exterior (superficial); calor e frio; deficiência e excesso; e *yin* e *yang*. Essas informações fornecem a localização e a natureza da doença e ajudam a estabelecer o tipo de tratamento. Além disso, são avaliadas as causas externas das síndromes, decorrentes de fatores climáticos e conhecidas como males patogênicos ou excessos. São eles: vento, frio, calor, umidade e sequidão. Esses termos são metáforas comuns à vida agrária da China antiga e expressam os processos dinâmicos que influem no organismo humano.

Em uma síndrome vento-frio, por exemplo, os sintomas aparecem subitamente, devido à ação do vento, que afeta a parte superior do corpo, enquanto o frio ataca os pulmões e o exterior do organismo e promove a contração dos músculos, causando rigidez e dor. Nesse caso, os sintomas são calafrios, diminuição de sudorese, dores na base do crânio e na parte superior do corpo, tensão nos ombros e no pescoço e secreção nasal. O princípio terapêutico é "repelir o vento e dispersar o frio" com ervas diaforéticas (indutoras de suor) quentes, acupuntura e moxabustão.

O aspecto emocional no processo da doença é valorizado na consulta oriental. De acordo com a MTC, sentimentos e emoções, quando excessivos ou reprimidos, estão relacionados cronicamente às alterações do equilíbrio orgânico: raiva, alegria excessiva (ansiedade), preocupação, tristeza, medo. A raiva reprimida, por exemplo, é associada ao fígado e causa desequilíbrio do *Qi*, provocando rosto e olhos avermelhados, dores de cabeça e vertigem; pode provocar gastrite e falta de apetite, além de indigestão e diarreia. Em longo prazo, a raiva reprimida causa estagnação do *Qi* e, consequentemente, desequilíbrio em outros elementos do complexo orgânico.

> "Um funcionamento inadequado da psique pode causar tremendos prejuízos ao corpo, da mesma forma que, inversamente, um sofrimento corporal pode afetar a psique; pois a psique e o corpo não estão separados, mas são animados por uma mesma vida. Assim, é rara a doença corporal que não revele complicações psíquicas, mesmo quando não seja psiquicamente causada."
>
> Carl Gustav Jung

Na visão da MTC, os sintomas representam a manifestação clínica de um padrão de desregulação orgânica subjacente e abrangente. Assim, um único sintoma é raramente estudado de forma isolada. Ao contrário, o sintoma é valorizado no contexto de outros sinais que, embora menores e aparentemente não correlacionados ao principal, fazem parte desse panorama geral – denominado padrão de desarmonia.

Ciente desse panorama, o médico está apto a identificar o padrão de desarmonia e prescrever o tratamento, que pode conjugar uma ou mais modalidades terapêuticas, combinando ervas, dieta, massagens, exercícios físicos e respiratórios, assim como inserção de agulhas e aplicação de calor e ventosas. Vale lembrar que tais recursos também são usados em caráter preventivo. Em todos os casos, o princípio é o mesmo: deixar fluir a energia.

Também se usam as informações dos sintomas em conjunção a outras observações clínicas – como língua, pulso e, no caso da tradição japonesa, palpação do abdome (*hara*). O médico procura, ainda, áreas reflexas no corpo, sobretudo na região abdominal. Isso tudo em busca de dados para identificar um provável padrão de desarmonia ou desregulação e, se for o caso, tratá-lo.

Abordagem sutil e individualização

A sutileza da abordagem médica oriental traz à tona questões interessantes, como a visão holística e a individualização.

Até aqui, percebemos que pacientes com o mesmo sintoma principal ou diagnóstico aos olhos da MO podem ter diferentes padrões de desarmonia e planos de tratamentos distintos pela MTC.

Vou exemplificar. Vamos avaliar uma dor irradiada para o braço deflagrada por movimentos excessivos e repetitivos do membro superior que causaram uma lesão de nervo periférico por microtraumatismos de repetição (neurite traumática) em dois pacientes distintos.

Na MO, os dois pacientes – apesar de serem diferentes e por motivos diversos – apresentam inflamação, com dor, edema e irritação do nervo. Apesar de considerarmos que existem divergências entre eles, como os mecanismos que lesaram o nervo, o biótipo e as características posturais, mentais e emocionais, aqui o elemento-chave para caracterizar o problema é a lesão traumática do nervo em questão.

Para a MTC, esses dois pacientes têm diferentes condições de base (subjacentes) que provocam e alimentam sua queixa principal, e apresentam outros sinais e sintomas que distinguem um do outro. Dessa ótica, não pensamos em determinar quais são os tecidos acometidos ou que estão funcionando de modo anômalo, mas procuramos ver de modo mais contextual e macroscópico. Trata-se de uma complexa interação de energias no corpo que levou a essa apresentação sintomatológica.

Assim, diferentes subgrupos de pacientes com uma mesma queixa principal (e, nesse caso, com um mesmo diagnóstico etiológico na visão da MO) podem apresentar padrão de desarmonia e diagnósticos distintos segundo a MTC, pois são acompanhados de outros sintomas menores e mais sutis que diferenciam os casos. É por isso que, no raciocínio clínico chinês, sintomas e características das esferas mental, emocional e energética são valorizados em associação com a queixa principal do paciente. É esse conjunto individual de sintomas menores e específicos que justifica reações distintas dos pacientes e modos diferentes de reagir aos tratamentos, embora a queixa principal seja a mesma.

Na MTC, os sinais e sintomas multidimensionais das esferas físico-mental-emocional-energética são sintetizados em uma cadeia organizada de coleta de dados. O objetivo é traçar um panorama geral da pessoa em sua totalidade. Nesse paradigma, as doenças são características de determinado paciente em determinado momento. O tratamento é centralizado na pessoa e não na doença. Assim, não há oposição entre mente e corpo, mas uma interação entre os aspectos que caracterizam a pessoa, como diferentes flores que fazem parte de um mesmo jardim.

Desse modo, podemos dizer que, na MTC, não existe um conceito linear de causa e efeito – nesse caso, os "microtraumas" de repetição não são considerados de forma direta a causa da doença. Assim, a relação simples de "A" causa "B" e tratamos com "C" não faz sentido para a MTC. As perguntas feitas pelo médico oriental procuram responder aos seguintes questionamentos: "Por que isso acontece com essa pessoa?"; "Que desequilíbrios e fraquezas causaram a vulnerabilidade para que a doença se manifestasse?"; "O que diferencia um indivíduo do outro e a torna suscetível à doença?"

Além disso, todos os processos orgânicos são cíclicos e interligados. Nesse contexto, a dualidade entre mente e corpo não é nem mesmo cogitada. O interior não está isolado do exterior; a saúde de uma pessoa não pode ser definida separadamente das suas interações com o mundo.

Há centenas de anos a MTC diz que o que comemos, o que sentimos, como nos relacionamos e como estabelecemos nossos hábitos e predisposições influencia nossa saúde.

3. Acupuntura: arte milenar

No passado as pessoas viviam o Tao, o caminho da vida. Elas entendiam os princípios do equilíbrio representado pela constante transformação das energias do universo.

(Huang Di Nei-Jing – O clássico do imperador amarelo)

Das agulhas feitas de osso, pedra e bambu às de ouro, prata e aço inoxidável, a prática da acupuntura evoluiu muito nos últimos milênios. Um dos legados mais antigos e populares da cultura oriental, a arte de inserir agulhas em locais específicos do corpo para atingir um efeito terapêutico ou homeostático tem sido um importante elemento do sistema de cuidado da saúde na China há pelo menos 3 mil anos.

Não se sabe exatamente quando essa modalidade terapêutica surgiu. Uma das teorias remonta sua origem à pré--história, ao período neolítico, quando se utilizavam pedras polidas e pontiagudas – chamadas de *bian shi*, agulhas de pedra – para sangrias e drenagem de abscessos e edemas. Esse seria um indício das primeiras agulhas da história da MTC.

Manuscritos encontrados nos sítios arqueológicos Mawangdui, Zhangjiashan e Mianyang, nas províncias de Hunan, Hubei e Sichuan, faziam referência à moxabustão e a canais precursores dos meridianos – o que sugere que o estímulo térmico precedeu a inserção de agulhas, assim como os meridianos antecederam a identificação dos pontos de acupuntura. Em tempos remotos, muitas dessas práticas estavam relacionadas à remoção de males e demônios causadores de doenças.

Hieróglifos da dinastia Shang (1530-1030 a.C.) mostraram evidências da prática de acupuntura e moxabustão. A dinastia seguinte, a Zhou (1030-221 a.C.), foi um marco na história da medicina chinesa por conta da influência exercida pelos filósofos Lao-Tsé (604-517 a.C.) e Confúcio (551-479 a.C.).

Outra importante referência foi a Dinastia Han (206 a.C.- -220 d.C.), durante a qual houve grande desenvolvimento da acupuntura, com a aquisição de sistemática de teorias e princípios e a substituição gradual das agulhas de pedras por outras de bronze, ferro, prata e ouro. É dessa época o livro *Huang Di Nei-Jing – O clássico do imperador amarelo*, diálogo entre o imperador Huang Di e seu ministro Chi-Po que incorpora, de forma metafórica, pensamentos filosóficos, taoismo e observações do universo à prática médica.

Tal obra foi aprimorada no decorrer dos séculos e quase todos os textos posteriores inspiraram-se nela, transformando-a na base da MTC. Atualmente, o livro está dividido em duas partes: *Su Wen*, que traz questões gerais da medicina, incluindo anatomia, fisiologia, patologia, diagnóstico, prevenção, *yin-yang* e a relação do homem com a natureza, e *Ling Shu*, que trata especificamente de acupuntura e moxabustão.

Isso tudo nos mostra que a MTC desenvolveu-se com base no modo único pelo qual o povo chinês compreendia a expressão existencial da vida. Segundo essa visão, os seres humanos são um reflexo em miniatura do próprio universo e estão sujeitos aos mesmos princípios que regem o mundo à sua volta. A observação e a análise minuciosa dos ciclos e fenômenos que ocorrem na natureza foram, por analogia, os modelos utilizados para a compreensão dos padrões de funcionamento do organismo humano.

Avanços também ocorreram durante a Dinastia Jin (265-420), quando o médico chinês Huan-Fu Mi escreveu o livro *Zhen Jiu Jia Yi Jing – Clássico de acupuntura e moxabustão*, compilação sobre meridianos, pontos e técnicas de manipulação de agulhas em 12 volumes e 128 capítulos. Já na Dinastia Tang (618-906), a introdução do budismo na China acrescentou um novo conceito à MTC: a manutenção da saúde por meio da prática de exercícios físicos e respiratórios e da meditação.

A medicina oriental – e, consequentemente, a acupuntura – passou por altos e baixos ao longo de sua existência, influenciada por questões políticas e sociais. Quando a medicina moderna ocidental chegou à China, durante a Dinastia Ching (1644-1911), a MTC começou a ser considerada inferior, deixando de ser ensinada nos centros de ensino e praticada nas grandes cidades. Em 1822, ela chegou a ser banida da Cidade Proibida pelo imperador Dao Guang, que considerava a prática inadequada aos monarcas.

Já na década de 1940, com Mao Tsé-Tung no poder, houve um renascimento cultural e científico na China, com o resgate da acupuntura, da pesquisa e do ensino, que voltaram a ser permitidos e estimulados com a reabertura das escolas médicas. Tal incremento foi estratégico: Mao precisava levar atendimento médico a meio bilhão de habitantes, 98% deles vivendo em áreas rurais.

O líder do Partido Comunista Chinês estimulou a integração das medicinas chinesa e ocidental, o que, ao longo dos anos, desenvolveu o setor; cresceu o número de médicos formados em medicina ocidental praticantes de terapias orientais e centros de estudos e pesquisas foram fundados na China. Em 1955, acupuntura, moxabustão e fitoterapia foram reconhecidas oficialmente e passaram a ser ensinadas junto com as técnicas médicas modernas.

Em 1979, a Organização Mundial de Saúde (OMS) reconheceu oficialmente a acupuntura como método terapêutico para a cura de 43 enfermidades – número elevado a mais de uma centena em revisão publicada em 2003 –, contribuindo para a expansão da onda integrativa, na qual as medicinas chinesa e moderna caminham lado a lado combinando teorias e práticas.

Do lado de cá

A MTC não ficou restrita ao território chinês. Depois de atingir países asiáticos como Japão, Coreia, Vietnã e Tibete por meio das rotas comerciais, o conhecimento médico da China chegou à Europa em meados do século XVII. Lá, as primeiras informações sobre acupuntura foram transmitidas por missionários e viajantes procedentes do Extremo Oriente. Um dos expoentes foi o padre católico Hervieu, que publicou, em 1671, o tratado *Les secrets de la médecine des chinois*.

A partir de então, relatos de médicos e viajantes europeus que passavam pela Ásia começaram a aparecer em inúmeras publicações sobre MTC e acupuntura, a exemplos do holandês Willem Ten Rhijne e do alemão Engelbert Kaempfer, que discorreram sobre as ações locais da acupuntura e da moxabustão. No entanto, grande parte do material publicado entre os séculos XVII e XIX era superficial, sem o real conhecimento de técnicas e fundamentos chineses. Resultado: a acupuntura deixou de ser interessante aos olhos do Ocidente e caiu no ostracismo.

Porém, no século XX o francês George Soulié de Morant (1878-1955) resgatou a acupuntura e impulsionou a prática no Ocidente. Fluente em chinês e cônsul em Xangai, Morant teve seu primeiro contato com a técnica durante uma epidemia de cólera – ele ficou impressionado com a boa recuperação de pacientes tratados com associação de acupuntura, hidratação e medicamentos alopáticos em comparação com aqueles que recebiam somente hidratação e medicamentos.

Depois de aprofundar os estudos de acupuntura na China, Morant voltou a Paris para propagar a arte milenar ao Ocidente. Ele traduziu os tratados médicos chineses – de difícil compreensão até mesmo para os médicos oficiais encarregados de decifrar a MTC – e publicou uma série de livros e trabalhos sobre acupuntura chinesa, entre eles um estudo sobre diagnóstico pelo exame do pulso (1928) e o *Compêndio da verdadeira acupuntura chinesa* (1934).

A França constituiu o maior polo da acupuntura da Europa, disseminando o conhecimento para os demais países e incentivando o surgimento das sociedades de acupuntura. Em 1979, a especialidade passou a ser ensinada nas universidades, sendo pioneiras as de Bordeaux, Lille e Marselha. Em paralelo, pesquisas científicas começaram a embasar sua prática em diferentes países europeus – e também nos asiáticos.

Do outro lado do Atlântico, na América, o isolamento da comunidade chinesa e até mesmo as leis de controle de imigração dificultaram a integração cultural e a propagação da prática da MTC, que permaneceu tímida até 1971. Nesse ano, o jornalista norte-americano James Heston, que acompanhava a comitiva do presidente Richard Nixon em visita diplomática à China, passou por uma apendicectomia de emergência e recebeu acupuntura como tratamento da dor pós-operatória – o que surpreendeu paciente e médicos da comitiva.

Heston relatou o episódio em reportagem no *The New York Times*, despertando o interesse de médicos e pesquisadores em todo o país. A partir dali, inúmeras linhas de pesquisa foram iniciadas para analisar os mecanismos de ação e efeitos da acupuntura. Esses fatos diluíram a desconfiança ocidental e aumentaram a credibilidade da terapia chinesa, cuja prática foi estendida para países como Cuba, México, Colômbia, Argentina e Brasil.

Em território brasileiro, a acupuntura chegou com os imigrantes chineses, em 1810, e japoneses, em 1908. Por aqui, o movimento de contracultura também favoreceu a disseminação da arte médica chinesa no Brasil, com preceitos alinhados à tendência naturalista e antitecnológica pregada na época. Nos anos 1980, instituições de saúde e ensino começaram a se adequar e a implantar a técnica, mas o processo de legitimação e regulamentação ocorreu somente na década seguinte. Em 1995, com base em trabalhos científicos que comprovaram sua eficácia e efetividade, a acupuntura foi reconhecida como especialidade médica pelo Conselho Federal de Medicina (CFM).

Desde então, vem sendo incorporada gradativamente ao meio médico e, hoje, está presente em grande parte dos centros médicos universitários e nos maiores e mais importantes hospitais do país.

Método e evidências

Na era moderna, o conhecimento científico tomou a frente da arte de curar com agulhas. A medicina baseada em evidências, um dos pilares da prática médica ocidental, vem contribuindo para a consolidação da acupuntura como terapêutica efetiva no tratamento de diversos problemas clínicos. O método científico, estabelecido por Galileu Galilei no século XVII, instaurou a verificação sistemática por meio de experimentos planejados no lugar dos antigos métodos de raciocínio e dedução – o que ajudou a diluir a visão obscurantista de médicos e cientistas ortodoxos sobre as práticas da MTC e a construir a nova acupuntura médica – híbrida e respaldada pela ciência.

Na primeira metade do século XX, pesquisas científicas sobre acupuntura buscavam a confirmação da existência anatômica macro ou microscópica de meridianos e pontos descritos pela tradição chinesa. Mas foi somente na década de 1970 que o empenho científico para entender a fisiologia da percepção da dor impulsionou a compreensão dos mecanismos subjacentes da analgesia da acupuntura. Estudos e ensaios clínicos mais recentes passaram a medir – com o auxílio de equipamentos de ponta, como a Tomografia Computadorizada por Emissão de Pósitrons (PET-CT) – a eficácia e a segurança no tratamento de dores crônicas e patologias específicas, assim como a elucidar mecanismos de ação e efeitos locais e sistêmicos das agulhas – sobretudo pela identificação de substâncias como endorfinas, serotonina e muitas outras quando somos submetidos ao agulhamento.

Evidências científicas sobre uso, riscos e benefícios da acupuntura foram revisadas durante a conferência realizada pelos National Institutes of Health (NIH), nos Estados Unidos, em 1997. O resultado foi a formulação de um consenso sobre diferentes questões, como eficácia da terapêutica, resultados quando comparada a placebo ou combinada a outra modalidade de tratamento, efeitos biológicos, incorporação ao sistema de cuidados de saúde e critérios metodológicos para pesquisas futuras.

Na ocasião, a instituição reconheceu a eficácia da acupuntura como tratamento adjuvante, alternativo ou complementar de uma série de condições clínicas: pós-operatório odontológico; náuseas decorrentes de gestação e quimioterapia; dor pós-operatório; coadjuvante em processos de reabilitação de acidente vascular cerebral (derrame); síndrome do túnel do carpo; dependência química; dor de origem miofascial; fibromialgia; osteoartrite; asma; cefaleias e cólicas menstruais.

Do outro lado do Atlântico, também em 1997, a British Medical Acupuncture Society recomendou o uso da técnica em conjunto com o tratamento médico convencional e sua aplicação em diferentes áreas de acordo com evidências científicas. Depois de conduzir um estudo de dois anos, em 2000, a British Medical Association reconheceu a eficácia da acupuntura no tratamento de dores lombares e odontológicas, náuseas e vômitos de diversas etiologias e enxaqueca, recomendando ao sistema de saúde pública a aceitação da prática.

Desde então, os estudos vêm estreitando a margem entre MTC e MO. No caso de dores crônicas, por exemplo, resultados do tratamento com acupuntura foram comparados aos de muitos fármacos analgésicos. Pesquisas recentes têm tomado novos rumos e ampliado o campo de análise para casos de diversas etiologias.

Existem indicações precisas para os casos em que o uso da acupuntura é eficaz, assim como uma série de situações em que sua aplicação é ineficaz ou até mesmo contraindicada. Algumas das principais indicações da acupuntura se dão nas seguintes situações, como tratamento complementar, e sempre baseadas em um correto diagnóstico médico ocidental:

- **Preventivas e bem-estar geral** – Evoca a resposta de relaxamento e os processos inatos de homeostase, contribuindo para o funcionamento harmonioso do organismo em suas esferas multidimensionais (física, mental, emocional e energética). Estimula o sistema imunológico.
- **Musculoesqueléticas** – Cervicalgia, dorsalgia e lombalgia de diversas causas etiológicas, hérnia de disco vertebral, tendinites, tenossinovites, dor de origem miofascial, fibromialgia, dor e lesão muscular, dor e lesão ligamentar, dor articular, lesões da prática esportiva, coadjuvante no processo de reabilitação do pós-operatório de lesões ortopédicas e reumatológicas.
- **Cardiovasculares** – Pressão alta, angina e taquicardia de origem emocional, sintomas clínicos advindos das reações orgânicas de estresse.

- **Pulmonares** – Tosse, asma, bronquite, enfisema.
- **Gastrintestinais** – Gastrite, diarreia, constipação crônica, náuseas e hiperêmese.
- **Neurológicas** – Cefaleia decorrente de tensão emocional ou muscular, enxaqueca, insônia, coadjuvante no processo de reabilitação de acidente vascular cerebral, paralisia facial e dores de etiologia neuropática.
- **Psiquiátricas** – Dependência de fumo, álcool e outras drogas, compulsão alimentar, insônia, ansiedade, síndrome do pânico, depressão.
- **Geniturinárias** – Cistite crônica, aumento benigno da próstata, incontinência urinária.
- **Ginecológicas** – Tensão pré-menstrual, sintomas da menopausa, cólicas menstruais, lombalgia na gravidez, ovário policístico funcional, displasia mamária, auxiliar no tratamento de algumas causas de infertilidade e pós-procedimentos de fertilização *in vitro*.
- **Otorrinolaringológicas** – Rinite, sinusite, faringite, resfriado, amigdalite aguda, zumbido.
- **Inflamações e dores** (agudas e crônicas) em geral.
- **Dermatológicas** - Alergias, eczema atópico, acne.

O rigor metodológico implantado por diferentes organizações ao longo dos anos tem respaldado a qualidade dos protocolos de estudos em acupuntura, cada vez mais publicados em revistas científicas de renome. Desse modo, pesquisadores e acadêmicos interessam-se a cada dia pelo potencial de interação das duas linhas de cura. A tendência é que novas pesquisas impulsionem ainda mais a adoção da acupuntura inserida no contexto da medicina integrativa, atuando de forma complementar em todas as fases temporais da prática médica – denominadas preventiva, curativa e de reabilitação – e também na promoção de bem-estar (*wellness*).

Comunicação biológica

Independentemente da forma como os chineses da Antiguidade postularam teorias e mecanismos de ação da MTC, é considerada uma genialidade a descoberta por eles da existência de inter-relações entre as diferentes partes do corpo humano (entre a superfície corporal e os órgãos internos e entre a própria superfície corpórea); e, também, a possibilidade de influenciar a comunicação biológica (bioinformação) envolvida nessas relações por meio de técnicas de estimulação mecânica e térmica (acupuntura e moxabustão). O objetivo primordial dessas intervenções é modular a transmissão da informação orgânica, induzindo o corpo a maximizar os mecanismos inatos de autocura e equilíbrio.

O corpo humano pode ser comparado a um complexo mecanismo autorregulatório que tende, geneticamente, ao equilíbrio constante de suas funções. Isso ocorre, sobretudo, pela integração de múltiplos sistemas – nervosos central (SNC), periférico (SNP) e autonômico (SNA), endocrinológico (SE), imunológico (SI) e circulatório (SC) –, que estão interligados mutuamente e influenciam uns aos outros na adaptação fisiológica e na homeostase.

Diferentes sinais – mecânicos, elétricos, químicos, bioquímicos e hormonais – promovem a bioinformação e integram o nosso corpo em uma intrincada rede de comunicação. Existe um constante reajuste das funções corporais ativadas por um conjunto de incontáveis *biofeedbacks* (estímulos de retroalimentação biológica) que sinalizam em múltiplos níveis e direcionam o organismo para o equilíbrio.

Essa teia automática de controle interno corporal troca informações também com o meio externo por meio dos receptores sensoriais presentes na superfície corporal. Muitas áreas tornam-se sensíveis à palpação e são zonas reflexas dos órgãos internos ou de áreas distantes da superfície corporal. Essas regiões reflexas expressam condições patológicas de áreas distantes, mostrando-se sensibilizadas pelo distúrbio que ocorre em outro ponto do organismo.

Embora ainda não entendamos por completo como a acupuntura influencia os padrões de homeostase corporal e como esses padrões são integrados e ajustados, já evoluímos bastante nessa compreensão da ótica do conhecimento científico ocidental. Alguns efeitos da acupuntura também podem ser explicados de acordo com conceitos de neurofisiologia, neurobioquímica, endocrinologia e imunologia, ciências desconhecidas pelos antigos médicos chineses.

Sabe-se, basicamente, que a estimulação de pontos de acupuntura – ou acupontos – desencadeia reações neurológicas e hormonais locais e sistêmicas, com a liberação de substâncias bioquímicas, neurotransmissores e hormônios em diferentes níveis dos sistemas do organismo. Tudo isso resulta em processos regenerativos, analgésicos, anti-inflamatórios, ansiolíticos e antidepressivos.

Nesse sentido, a reação fisiológica mais pesquisada nas últimas décadas tem sido a liberação de substâncias no cérebro conhecidas como endorfinas. Assim como as dinorfinas e as encefalinas, as endorfinas são um subtipo de neuropeptídeo chamado de opioide endógeno, parte do mecanismo natural de supressão da dor.

Ações locais da acupuntura (resultantes da inserção da agulha no ponto de acupuntura)	Ações sistêmicas da acupuntura (resultantes do caminho do estímulo até o cérebro)
Microtraumatismo deflagra reação anti-inflamatória e processo de regeneração celular.	*Medula espinhal*: ácido gama-aminobutírico (Gaba), dinorfina e encefalina bloqueiam o impulso doloroso.
Liberação de substâncias bioquímicas causam vasodilatação capilar e consequente aumento do fluxo sanguíneo.	*Tronco encefálico*: neurônios da substância cinzenta liberam endorfinas que estimulam neurônios do trato descendente do dorso lateral a produzir serotonina e noradrenalina, inibindo o impulso doloroso em nível medular.
Estímulo atinge terminações nervosas livres e causa sensação inicial de dormência, queimação, choque, peso ou dor – o que é chamado de *De Qi* na MTC.	*Hipotálamo-hipófise*: β-endorfinas penetram no líquido cefalorraquidiano/líquor e na circulação sanguínea sistêmica, produzindo analgesia; adrenocorticotrofina induz a glândula suprarrenal a liberar cortisol, hormônio com ação anti-inflamatória.

Quadro 2 – Mecanismo de ação neuro-humoral da acupuntura.

Esse conjunto híbrido de respostas à terapia com agulhas cria um modelo de trabalho contemporâneo que obriga o médico acupunturista a considerar não apenas os paradigmas clássicos da acupuntura para tomar decisões diagnósticas e terapêuticas, mas também os parâmetros neuroanatômicos e neurofisiológicos envolvidos.

Por exemplo, sabemos que muitos dos pontos meridionais de acupuntura coincidem com os dermatômeros, nos quais a dor está sediada; com estruturas ricamente inervadas, como feixes musculares, tendões, ligamentos e articulações; e com pontos-gatilho (pontos motores dos músculos esqueléticos), áreas de tensão dolorosas à pressão que desencadeiam episódios de dor em regiões distantes (dor referida). Aliás, mais de 70% dos acupontos correspondem aos pontos-gatilho. Por isso, a escolha dos pontos para agulhamento influencia sobremaneira a resposta terapêutica.

Aos poucos, temos evoluído na descoberta de por que uma agulha inserida no pé pode influenciar a região dos olhos, a punção na mão alivia a congestão nasal e uma agulha na perna estimula a motilidade do estômago. Existe um longo caminho a percorrer, mas os primeiros passos já estão sendo dados.

Ferramentas de trabalho

Agulhas feitas de lascas de ossos, espinhas de peixe, espinhos de plantas e farpas de bambu ficaram no passado. Ainda bem! A evolução milenar das ferramentas de trabalho da acupuntura passou pelo uso de metais como bronze, prata e ouro até chegar ao mais moderno aço inoxidável, descartável. Nos tempos clássicos da MTC, eram utilizados nove tipos de agulha, cada uma com uma função específica.

Atualmente, encontramos agulhas com uma variedade muito grande de comprimento (entre 20 mm e 60 mm) e espessura (entre 0,12 mm e 0,30 mm). Sua inserção é simples, mas requer prática. Devo confessar que a experiência adquirida na área da fisiatria com treinamentos em procedimentos que utilizavam agulhas, já no início da década 1990 (como técnicas variadas de infiltração e agulhamento a seco), facilitou muito a construção do arsenal de técnicas que utilizo hoje.

Existem técnicas para inserir as agulhas em ângulos e profundidades diferentes. A profundidade varia de acordo com a localização do ponto de acupuntura, assim como com as características físicas e condições gerais do paciente. Métodos e manobras de estimulação podem ser aplicados às agulhas, que permanecem retidas no local por 20 a 40 minutos. Vale lembrar que o agulhamento dos acupontos gera sensações variadas – em alguns casos, há ausência de dor; em outros, sente-se irradiação, peso, choque leve e dor discreta. As sensações variam conforme os tecidos nas quais estão sendo inseridas e a sensibilização periférica do acuponto, que depende do tipo de doença ou processo patológico.

A maioria dos pacientes sente-se confortável com a estimulação. Naqueles que nunca fizeram acupuntura, costumo iniciar com estimulações mais leves e superficiais e, à medida que se vão acostumando e ficando mais à vontade

> **Saiba mais**
>
> – O uso de eletricidade para o alívio da dor tem origem na Antiguidade. Na 5ª Dinastia do Egito (2.500 a.C.) já se utilizava o peixe *Malapterurus electricus* no tratamento de dores. Os gregos também usavam a eletricidade emanada por peixes para tratar dores de cabeça e nas articulações.
>
> – O francês Guillaume Benjamin Amand Duchenne (1806-1875), pai da neurologia, começou as experiências com eletroacupuntura em 1883 e desenvolveu a técnica de estimulação elétrica usando eletrodos (sem perfurar a pele), formando o conceito básico da eletroterapia moderna, assim como a hoje popular técnica de estimulação elétrica nervosa transcutânea (Tens).
>
> – O uso de agulhas largas, que causavam dor, e a incompatibilidade da técnica elétrica com objetos mais finos disponíveis nessa época contribuíram para a relativa impopularidade da eletroacupuntura. Além disso, com a natureza controversa da acupuntura na Europa, a eletroacupuntura foi quase esquecida. A técnica foi redescoberta na China na década de 1950.
>
> – A Tens é indicada para diferentes tipos de dor: orofacial, dismenorreia, dor neuropática periférica (como neuralgia pós-herpética), pós-operatório, dor laboral, dor musculoesquelética e dor de origem oncológica, entre outras.

com o método, quando necessário, aumento aos poucos a intensidade da estimulação. Estimulações mais fortes não levam, necessariamente, a melhores resultados. Ou seja, a acupuntura que leva à sensação forte de *De Qi* (agulhamento) não configura, por si só, um processo eficaz. A diferença se dá na combinação correta dos pontos e na estimulação exata para a necessidade de cada caso.

O avanço tecnológico possibilitou associar estímulos elétricos à técnica milenar, o que resultou na potencialização do efeito analgésico das agulhas. A chamada eletroacupuntura, que acopla eletrodos às agulhas, do modo como é praticada hoje, foi utilizada pela primeira vez na França, em 1970, pelo acupunturista Roger de La Fuye. A modalidade é indicada sobretudo para dores musculoesqueléticas e pós-operatórias. Portadores de marca-passo, gestantes, epilépticos, portadores de próteses metálicas e de patologias com perda de sensibilidade periférica, como diabéticos, têm restrições e, em alguns casos, não podem fazer uso da técnica.

Como vimos, a acupuntura denota técnicas de inserção de agulhas através da pele, nos tecidos abaixo dela, em várias profundidades, direções e pontos estrategicamente planejados, que objetivam efeito terapêutico. Embora a definição de acupuntura se refira à "agulha" como necessária, somente isso não é suficiente, assim como o bisturi não nos dá uma definição adequada do que é cirurgia. O ato de agulhar um tecido para obter determinado efeito terapêutico não está separado do contexto no qual a agulha é aplicada – ou seja, como está sendo usada, em que região, a que profundidade, em quantas e quais localizações, por quanto tempo, em que situações e por quê.

Os padrões de agulhamento são designados de acordo com a localização, a natureza e a duração dos problemas a ser tratados. Na acupuntura médica, os tratamentos são planejados para integrar acupuntura, outras terapias complementares e inclusive, se necessário for, medicação alopática.

Assim, sintetizando o que vimos até aqui, não existe um modelo único que explique com clareza o funcionamento da acupuntura. O estímulo das agulhas é uma leve indução mecanicoeletroenergética que atua nas dimensões física e sutil do organismo humano, induzindo o sistema à homeostase. Nós ainda não entendemos completamente como esses sistemas funcionam nem de que forma a acupuntura os influencia. Na prática, observamos que, de algum modo, o organismo reconhece esses sinais e reage de modo autorregulatório, facilitando os processos de reparação e regeneração.

Os médicos com formação ocidental buscam entender os efeitos biológicos da técnica e os modos e condições de obter o melhor efeito; se a técnica deve ser usada isoladamente ou em combinação com outras modalidades de tratamento; e, sobretudo, como integrá-la com bom senso e eficiência ao arsenal médico contemporâneo. Além disso, procuram descobrir falhas no conhecimento já existente e as direções para pesquisas futuras.

As figuras a seguir mostram, de forma bastante simplificada, alguns pontos de acupuntura sobrepostos a músculos e ossos no corpo humano:

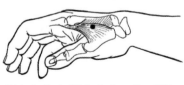

Figura 6 – Ponto IG4. Fonte: Lee e Liao, 1990.

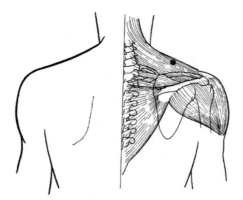

Figura 7 – Ponto VB21. Fonte: Lee e Liao, 1990.

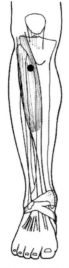

Figura 8 – Ponto E36.
Fonte: Lee e Liao, 1990.

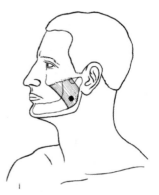

Figura 9 – Ponto E6.
Fonte: Lee e Liao, 1990.

Acupuntura e medicina integrativa

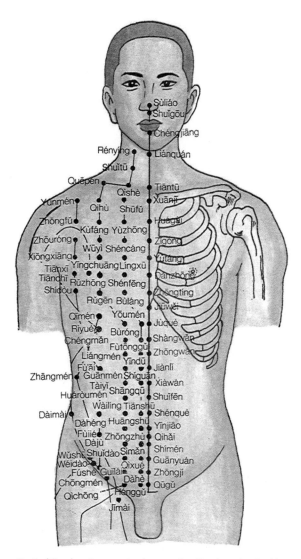

Figura 10 - Tradicionalmente, os pontos de acupuntura têm denominação chinesa e o mapa acima mostra parcialmente o trajeto de alguns meridianos e pontos. Atualmente usamos uma nomenclatura mundialmente padronizada em que os pontos são denominados pela abreviatura do meridiano em que está localizado, seguido por um número que representa sua posição sequencial no trajeto do referido meridiano. Por exemplo: o ponto Qichong é denominado E30, indicando o trigésimo ponto do meridiano do estômago. Fonte: State Standard of the People's Republic of China, 1990.

4. Serve para...

*Para acordar um passarinho basta um raio de sol.
Para acordar um urso hibernado, às vezes
nem mesmo um leão rugindo.*

(Autor desconhecido)

Penso que a chave para entender a MTC é compreender o ideograma *Qi* – as questões do grão e do vapor (que emana deste), as ideias de fluxo, nutrição e aquecimento. Simbolicamente, é isso que queremos promover com a prática da acupuntura. Ao colocar as agulhas no paciente, objetivamos estimular a capacidade do próprio organismo de fluir, nutrir, aquecer e, assim, autorregular o macro e o microambiente interno (de tecidos a células; do corpo à mente, do palpável ao impalpável, do bruto ao refinado, do denso ao sutil).

Gosto de exemplificar essa noção de modo simples, com uma imagem, que muitas vezes diz mais que mil palavras:

vamos imaginar um músculo contraído e dolorido, em um caso de "torcicolo" (estiramento muscular). A lesão inicial vem de um traumatismo com microrruptura de fibras musculares e suas fáscias circundantes. Há discreto extravasamento de sangue, edema e acúmulo de substâncias de defesa que irritam os tecidos adjacentes (contratura muscular de defesa). Ao longo dos dias, o músculo contraído e dolorido apresentará déficit na microcirculação local, com diminuição da perfusão de oxigênio e nutrientes, além de dificuldade de drenagem daquelas substâncias irritativas. Em consequência, temos um edema local e acúmulo de gás carbônico (CO_2) que altera o PH do meio e estimula ainda mais o processo irritativo inflamatório e a dor – num círculo vicioso de mais vasoconstricção e contração muscular reflexa. À medida que os dias passam, os sintomas principais refletem dor, limitação dos movimentos e, inclusive, irritabilidade emocional pelo desconforto e pelas alterações no cotidiano. Dependendo do paciente, o quadro pode ter maior ou menor repercussão nas reações emocionais e mentais, assim como na sua vida social. A função da acupuntura será ajudar a quebrar esse círculo vicioso, estimular mecanismos de vasodilatação local, relaxar a musculatura e permitir que o fluxo sanguíneo restaurado promova o fluxo de "calor e nutrição" – ocasionando, assim, o restabelecimento da fisiologia daquela região.

Além disso, a própria melhora do quadro doloroso, associada à resposta de relaxamento sistêmica que a técnica estimula, trará influências benéficas às dimensões mental e emocional. E, numa esfera ainda mais sutil, nas sensações de bem-estar e energia vital do paciente. Desse modo, os atos de fluir, aquecer e nutrir se processam nas várias dimensões do ser humano. É importante lembrar que, para os chineses antigos, não havia o conceito de divisão entre mente e corpo. É por esse motivo que, para eles, todos os sintomas dos pacientes – fossem físicos, mentais ou emocionais – tinham o mesmo peso para a descrição de síndromes e padrões de desarmonia. Estamos falando de músculos, mas isso é alegórico para o organismo como um todo, já que a acupuntura é, antes de tudo, um estímulo para restaurar as condições de equilíbrio do organismo, por meio de mecanismos geneticamente programados (naturais e inatos), inclusive em suas vertentes de relação mente e corpo.

Para entender a acupuntura é preciso abrir a mente para o modo distinto como a MTC enxerga o corpo humano. O desequilíbrio em um órgão ou na relação entre diferentes órgãos pode evoluir para doenças propriamente ditas e definidas pelos critérios da medicina ocidental. Entretanto, muitos desses distúrbios iniciais não são valorizados nem identificados precocemente pela metodologia médica ocidental. Um antigo aforismo diz que a água, antes que ferva, apesar de já quente, tem sua superfície calma e aparentemente inofensiva. Muitos sinais vistos pela MTC como sintomas de desarmonia do organismo, que poderão evoluir para uma doença propriamente dita, passam despercebidos pela medicina no Ocidente. Eis a fase de atuação mais valorizada pela acupuntura.

Costumo dizer que a acupuntura desperta o organismo para o seu potencial de autorregulação e cura. E também que ela não é uma receita de bolo. O que funciona para um indivíduo pode não fazer efeito para outro. Precisamos ter em mente que a terapia com agulhas ativa o mecanismo de sobrevivência intrínseco do nosso corpo: o potencial de autocura. Cada pessoa tem o seu potencial, que pode ser modificado por uma série de fatores, como constituição genética, histórico médico, estilo de vida e idade. Dinâmico, ele se deteriora se o indivíduo abusa da própria saúde e melhora se ele cuida bem de si.

Seguindo esse raciocínio, a eficácia da acupuntura depende:

1. Do estado do potencial de autorregulação e cura do organismo. Quanto mais saudável um sujeito, maior seu potencial de autocura.
2. Do tipo de patologia e de tecidos envolvidos. Por exemplo, dor lombar causada por uma contratura dolorosa da musculatura ao redor das vértebras evolui para cura mais rápido que uma dor lombar irradiada para as pernas, onde há uma compressão da raiz nervosa por hérnia de disco. Isso porque a dor nociceptiva (oriunda dos tecidos) evolui melhor que aquela de origem neuropática, na qual a lesão do nervo dificulta a passagem do estímulo de acupuntura para o Sistema Nervoso Central.
3. Do tempo de acometimento da doença. Quanto mais precoce for a abordagem, maior a possibilidade de sucesso.

4. Da habilidade na escolha dos pontos e nas técnicas de aplicação.
5. Do ambiente terapêutico e da qualidade da relação médico-paciente. A evolução do potencial de autocura é complexa e envolve, nos seres humanos, também fatores sutis, como confiança no médico acupunturista e sensação de conforto físico e emocional no ambiente de aplicação da terapia.

Como cada pessoa é única e reage de modo particular à terapêutica com agulhas, é importante estar ciente de todas as questões ligadas à prática da acupuntura médica – do entendimento dos fundamentos da MTC e de suas aplicações ao uso de todo o conhecimento da medicina moderna – para proporcionar ao paciente um tratamento eficaz e correto. Evita-se, assim, o risco de promover uma iatrogenia, ou seja, um dano causado pelo tratamento médico.

Pacientes com diferentes queixas chegam ao consultório diariamente. Aqueles que apresentam problemas relacionados às minhas especialidades – fisiatria e medicina esportiva – passam por uma triagem diagnóstica, segundo a medicina convencional, caso venham sem o diagnóstico estabelecido. Se eles chegam com uma queixa sintomatológica que não faz parte da minha área de formação, como dor pélvica de difícil caracterização, em paciente do sexo feminino, encaminho o caso para elucidação diagnóstica com um especialista na área – nesse caso, um ginecologista. A ideia é fechar o diagnóstico ocidental com precisão e, então, complementar a avaliação com um diagnóstico da ótica da MTC.

Assim, paralelamente, aplico a semiologia da MTC para entender o conjunto de sinais e sintomas e identificar síndromes e padrões de desarmonia da ótica oriental. Além disso, utilizo técnicas de diagnóstico da acupuntura japonesa, como a palpação do abdome – o *hara* –, considerado o centro energético do corpo. Munido de todas as informações coletadas, construo uma visão integrada das perspectivas ocidental e oriental. Então, proponho um tratamento, que, além da acupuntura, pode apresentar outras vertentes, como exercícios terapêuticos, técnicas de relaxamento físico-mental, uso de calor, frio, banhos de contraste, orientação nutricional e, quando necessário, medicações fitoterápicas e alopáticas.

Sempre ressalto a importância de efetuar um diagnóstico correto para propor um tratamento adequado. Se tratarmos com acupuntura um paciente sem conhecer seu diagnóstico ocidental, corremos o risco de sedar alguns sintomas enquanto a doença de base continua em andamento. Todo cuidado é pouco.

Vou exemplificar: um paciente chega ao consultório com dor nas costas. Avaliações e exames mostram que uma alteração postural está deflagrando um processo inflamatório com forte contratura da musculatura paravertebral, o que resulta em dor e sintomas como insônia, irritabilidade e piora do padrão postural por posturas antálgicas (forma do corpo de se proteger da dor ou minimizá-la) inadequadas. A solução para esse caso é aplicar a acupuntura como terapia integrativa, devido à sua função anti-inflamatória, relaxante muscular e de reequilíbrio da sintomatologia geral para melhora do padrão de sono, diminuição da irritabilidade e da ansiedade e alívio da dor e dos sintomas de estresse. Em paralelo, a questão mecânico-postural de sua coluna vai ser abordada com fisioterapia, exercícios físicos e reeducação postural.

> **Na prática**
>
> Paciente de 20 anos, estudante, apresentou lombalgia aguda depois de fazer um movimento inadequado ao levantar uma mala. A investigação clínica diagnosticou uma síndrome de distensão do músculo multífido (que estabiliza a coluna). Foram pedidos raios-X para descartar outras possibilidades etiológicas. Ele apresentava forte contratura da musculatura e precisava ficar em posições arqueadas (as chamadas posições de defesa ou antálgicas) para ter alívio da dor. O eixo postural estava desalinhado e movimentos de sentar e levantar da cadeira eram muito dolorosos. Nesse caso, apliquei uma série de sessões diárias de acupuntura, apresentei-lhe orientações posturais e pedi que usasse bolsas térmicas quentes em casa. Em poucos dias, o quadro retrocedeu e o paciente voltou às atividades normais de esporte em duas semanas.

A acupuntura sempre vai ajudar de uma forma ou outra. Ela vem para somar, já que, por si só, estimula o organismo para que maximize a autocura e se reequilibre. Essa reorganização do equilíbrio é sempre muito ampla, sistêmica, e atinge as partes física, emocional, mental e metabólica. Por conta disso, a terapia com agulhas é amplamente indicada para o tratamento de uma diversidade de condições clínicas em todas as fases da vida.

Suas ações benéficas também são observadas em crianças, mas o medo de agulhas acaba gerando grande resistência dos pequenos. Na China é diferente. Por ser algo intrínseco à cultura oriental, lá a acupuntura pediátrica é comum. Aqui, costumo dar uma "mãozinha" às mães: ensino os pontos homeostáticos para estimulação por massagem, que pode ser feita na hora do banho ou antes de dormir. Essa prática é vantajosa à saúde das crianças e promove a interação entre pais e filhos. Além disso, podemos utilizar no consultório técnicas como acupressura (estimulação de pontos de acupuntura com a pressão manual), laser (estimulação de pontos de acupuntura com laser de baixa intensidade), auriculopuntura (estimulação do microssistema do pavilhão auditivo) e moxa (estimulação dos pontos de acupuntura pelo calor, com aparelho que simula a moxa tradicional). No caso de crianças receptivas ao procedimento (em geral, filhos de pais adeptos do método), existem agulhas compatíveis com elas, ainda mais finas e menores que as utilizadas em adultos. Após as primeiras sessões experimentais, a criança relaxa e dorme profundamente.

Como médico e especialista, minha proposta é fazer uma medicina chinesa acoplada à ocidental, usar o que há de melhor das duas, oferecer um tratamento personalizado e atentar a todos os detalhes. Uma idosa de complexão mais frágil, por exemplo, precisa de uma sessão leve, com estímulos menos intensos e agulhas menores. Já um halterofilista requer estimulação mais vigorosa e profunda, com agulhas maiores, num período de tempo maior. Afinal, para acordar um passarinho basta um raio de sol; para acordar um urso hibernando, às vezes nem mesmo um leão rugindo.

A medicina de reabilitação (fisiatria)

Promover a reabilitação de um paciente é o mesmo que restabelecer sua qualidade de vida. Por meio de diferentes estratégias terapêuticas, a medicina de reabilitação trata uma ampla variedade de problemas clínicos que geram algum grau de incapacidade – de síndromes dolorosas, como enxaqueca, lombalgia e fibromialgia, a casos mais complexos, como recuperação após tratamento do câncer e sequelas neurológicas de acidente vascular cerebral.

O objetivo do processo reabilitacional é capacitar a pessoa lesionada a retornar à funcionalidade biopsicossocial mais próxima possível daquela anterior à lesão, no período mais breve possível, respeitando as características intrínsecas da lesão e as particularidades do indivíduo. Com isso, ele pode melhorar as suas funções, diminuir o uso de medicamentos (com consequente redução dos efeitos adversos), reduzir os sintomas de doenças e ganhar qualidade de vida.

É com esse olhar de reabilitação que avalio cada caso que chega ao meu consultório. Preocupo-me não apenas com a doença em si, mas com como ela afeta o indivíduo de modo geral. É uma análise funcional, ampla, para detectar de onde vem o problema, para onde vai e como intervir com segurança.

Quando deparo com uma reabilitação de dor nas costas, por exemplo, não procuro apenas dissipar a dor e fazer um diagnóstico correto na ótica ocidental, mas também entender os mecanismos associados, mecânicos, posturais e emocionais que perpetuam o quadro doloroso. Busco alterações no corpo todo – desalinhamento corporal, encurtamentos musculares na perna, fraqueza no abdome, tensões musculares somatizadas –, qualquer sinal que seja a ponta do iceberg, o pedaço de uma história desequilibrada, patológica. O objetivo é quebrar o círculo vicioso de descompensações da melhor forma possível.

Aliás, dor (algia) é a principal queixa dos pacientes. Ela é um mecanismo de alerta do corpo e ocorre sempre que um tecido estiver lesado, o que permite uma reação com o intuito de remover o estímulo agressor. Pode ser aguda (repentina, com duração limitada) ou crônica (persistente, durando meses ou anos). Quando crônica, ela pode ser limitante ao extremo, proporcionando sofrimento físico e emocional e atrapalhando consideravelmente a qualidade de vida e o bem-estar do paciente.

A acupuntura tem sido uma importante ferramenta no alívio de uma série de processos dolorosos, como quadros crônicos de cefaleias e enxaqueca, lombalgia, cervicalgia, osteoartrose, tendinite, mialgia, fibromialgia, entre tantos outros. No caso da enxaqueca, a terapia é aplicada de forma preventiva às crises; e, durante os acessos de dor, pode ser combinada à medicação. Além dos pontos tradicionais para o tratamento da enxaqueca, costuma-se puncionar pontos de tensão ou pontos-gatilho miofasciais em músculos da cabeça, do pescoço e dos ombros.

Resultados positivos também são observados no tratamento complementar à fibromialgia, síndrome caracterizada por dor crônica musculoesquelética difusa com múltiplos pontos dolorosos espalhados pelo corpo, rigidez muscular matinal, distúrbios cognitivos e do sono, fadiga, ansiedade e depressão. Tais sintomas afetam consideravelmente a qualidade de vida e o desempenho diário dos doentes. Quando comparada a outras doenças que causam dores musculares, a fibromialgia apresenta um dos maiores níveis de dor, incapacidade funcional e estresse psicoafetivo.

Quando associada ao tratamento convencional com medicação alopática e exercícios físicos aeróbicos de baixo impacto, a acupuntura registra diminuição da intensidade da dor, do número de pontos dolorosos e do índice miálgico (que avalia o grau da dor) dos pacientes, além de melhora da sintomatologia emocional, com consequente melhora da qualidade de vida – sobretudo no que diz respeito a capacidade funcional, vitalidade e saúde física e mental.

Diferentes sintomas e condições clínicas também podem ser amenizados pelos efeitos das agulhas. Pacientes oncológicos, por exemplo, são beneficiados com a redução da dor e dos quadros de náuseas e vômitos decorrentes da quimioterapia e da radioterapia. Em quadros de AVC, o trabalho integrado da acupuntura com outros métodos de reabilitação, como fisioterapia, terapia ocupacional, órteses adequadas e abordagem medicamentosa, contribui para a reabilitação ao estimular o organismo como um todo. Além disso, o uso da acupuntura sistêmica ajuda a reduzir a gravidade de quadros dolorosos associados a essa patologia (especialmente em ombro e coluna cervical). Isso nos mostra o alcance que a acupuntura pode atingir como terapia reabilitacional.

> **Saiba mais**
> A medicina de reabilitação começou a ser desenvolvida a partir da Segunda Guerra Mundial, sobretudo nos países mais envolvidos no conflito. Na ocasião, nos Estados Unidos, diversos clínicos de várias partes do país foram convocados para um treinamento intensivo em técnicas e táticas de reabilitação. Essa estratégia permitiu que a assistência fosse estruturada sobre um alicerce clínico, permitindo uma visão global do paciente e privilegiando não apenas a recuperação física como a ocupacional, a comportamental e a de comunicação, enfatizando, portanto, o enfoque multidisciplinar.
> No Brasil, o desenvolvimento da reabilitação ocorreu no início dos anos 1950, motivado sobretudo por uma grave epidemia de poliomielite que acometeu o país. Por acarretar paralisias de forma assimétrica no sistema musculoesquelético, a doença predispunha à instalação de deformidades, as quais eram tratadas nos departamentos de ortopedia e traumatologia dos grandes hospitais – na época, encontrados apenas nos centros urbanos mais desenvolvidos.

Os grandes professores com quem tive a honra de aprender e os longos anos de experiência clínica ensinaram-me a importância de ir mais a fundo, além da abordagem dos fatores físicos. Costumo orientar meus pacientes sobre técnicas de autorrelaxamento para fazer em casa, exercícios de respiração diafragmática e autovisualizações. Esse arcabouço de possibilidades que integram mente e corpo contribui não somente para a efetividade do tratamento e a melhora dos sintomas, mas também ajuda o paciente a se sentir melhor como um todo, equilibrado, relaxado. Tudo isso tem uma única essência: promover qualidade de vida.

Medicina esportiva

Historicamente, os antigos mestres das artes marciais chinesas também eram especialistas em MTC. Para eles, o *Qi* era a essência das artes da guerra. Pontos especiais de acupuntura já eram utilizados há mais de 3 mil anos antes de longos combates marciais para aumentar a resistência dos lutadores. As agulhas também eram ferramentas para o tratamento de lesões decorrentes dessas práticas e a tonificação energética. Isso nos mostra que a acupuntura faz parte da medicina do esporte desde o início da civilização chinesa.

Hoje, estudos científicos e evidências clínicas nos dão aval para utilizar a técnica milenar chinesa antes, durante e depois dos períodos de treinamento e competição, em diferentes situações: alívio de dores musculares, prevenção e tratamento da maioria das lesões desportivas, recuperação física, potencialização do desempenho e redução de estresse e ansiedade. Entre as principais indicações estão lesões musculares e articulares, tendinites, entorses, distensões e contusões. Nesses casos, o principal objetivo terapêutico é reduzir a dor, o edema (inchaço) e o processo inflamatório, atuando lado a lado com os procedimentos de fisioterapia e posterior recondicionamento do gesto esportivo.

> **Saiba mais**
>
> Benefícios da acupuntura no esporte:
>
> - Promove uma resposta rápida ao tratamento.
> - Tem ação analgésica e anti-inflamatória.
> - Diminui edemas.
> - Reduz a aderência de fibroses teciduais.
> - Abrevia o tempo de recuperação de lesões musculares e articulares.
> - Relaxa tensões musculares.
> - Aumenta a perfusão sanguínea nas áreas em tratamento.
> - Estimula a restituição do suprimento normal de nutrientes e oxigênio aos tecidos lesados.
> - Reequilibra o tônus e a elasticidade muscular.
> - Reduz a fadiga.
> - Diminui o estresse e a ansiedade.
> - Melhora a qualidade do sono.

Considero que a ciência e a mídia contribuíram sobremaneira para a mudança do panorama da acupuntura na medicina do esporte nas últimas décadas. Em 1995, quando comecei a trabalhar na Confederação Brasileira de Esportes Aquáticos e introduzi esse tipo de tratamento na Seleção Brasileira de Polo Aquático, quase ninguém tinha ouvido falar em acupuntura. Com o tempo, os atletas começaram a gostar dos resultados e a solicitar a terapia com mais frequência. A aceitação aumentou ainda mais quando reportagens abordaram a técnica e suas vantagens. Depois, a acupuntura acabou virando rotina e já está presente em muitas equipes desportivas de alto rendimento.

Tratar atletas profissionais e amadores tem suas peculiaridades. A exigência física que recai sobre os primeiros é um diferencial. No profissional, o risco de uma lesão pequena se tornar uma condição grave ou até incapacitante é alto, já que seus horários e calendários de competições rígidos não lhes dão tempo suficiente para priorizar a recuperação. A atuação do médico do esporte, nesses casos, é fundamental, pois eles instituem protocolos e promovem um ciclo completo de reabilitação. Independentemente de o atleta ser profissional ou amador, o propósito de tratar uma lesão por atividade esportiva não é somente o alívio da dor, mas também a restruturação biológica da lesão e sua recuperação funcional. Para tanto, integramos as técnicas de acupuntura aos programas de fisioterapia, exercícios terapêuticos e reeducação dos gestos e técnicas esportivos.

Saudáveis e fisicamente ativos, eles têm um elevado potencial de autocura, o que facilita a recuperação. Assim, a maioria dos sintomas dolorosos agudos pode ser tratada com eficácia pela acupuntura – que, por si só, acelera a recuperação orgânica e muscular pós-treino ou competição – em algumas horas ou poucos dias. Às vezes, a rapidez até surpreende.

A dor é sempre a grande vilã no meio esportivo. Como dizem: *no pain, no gain*. Seu alívio é um ótimo sinal, mas é preciso lembrar que há tecidos lesionados que necessitam ser reparados. E isso leva tempo, que varia conforme a lesão e os tecidos envolvidos, o que pode demandar um período de repouso e diminuição dos horários de treinos – o que não agrada muito aos atletas.

Quando ocorre uma lesão em um tecido (músculos, tendões, ligamentos, cartilagens, cápsulas articulares etc.), o organismo reage inicialmente com uma inflamação que evolui, à medida que o tempo passa, para um processo de cicatrização tecidual. Essas fases denominadas inflamatória, proliferativa e cicatricial devem ser moduladas com cuidado para que se maximize a capacidade de reparação do organismo no menor tempo possível.

As diversas técnicas de acupuntura podem ser usadas de modo específico em cada fase. Porém, é impossível alterar a natureza desses processos; é fundamental que o tempo de cicatrização seja respeitado, tempo esse que varia conforme o tecido acometido. Sem tratamento adequado, os danos podem se estender e desencadear complicações em outras estruturas. Daí a importância de uma avaliação médica para determinar as especificidades da lesão e o tipo de tratamento aplicado.

Ressalto ainda que, na prática esportiva, o processo reabilitacional deve incluir, necessariamente, aspectos preventivos a fim de evitar a recorrência de lesões. Para tanto, a análise global de cada atleta e a instituição de ações profiláticas são necessárias. As medidas preventivas visam avaliar a carga, a técnica, a postura e os equipamentos utilizados pelos atletas em cada modalidade esportiva.

> **Na prática**
>
> Paciente de 27 anos, goleiro da Seleção Brasileira de Polo Aquático, apresentou quadro de reagudização da lombociatalgia por protusão do disco vertebral em um campeonato internacional. Durante a semana do campeonato até o final (em 1998, quando o Brasil sagrou-se campeão), o atleta foi tratado exclusivamente com sessões de acupuntura, crioterapia (uso terapêutico de gelo) e exercícios terapêuticos. A analgesia proporcionada pela acupuntura, associada à ação ansiolítica, e a melhora do sono foram eficazes em garantir a participação plena do atleta no campeonato, inclusive no jogo da final, após uma série de jogos durante a semana inteira.

Avaliação médica esportiva

O diagnóstico preciso da lesão é fundamental para o sucesso do tratamento reabilitacional. A abordagem terapêutica será tanto mais eficaz quanto maior for a compreensão da fisiopatologia e do mecanismo de lesão. Avaliação clínica, anamnese e semiologia fundamentam o diagnóstico. Quando necessário, exames subsidiários completam o raciocínio clínico.

A anamnese inicia-se com perguntas sobre a queixa e a duração desta, obedecendo a uma sequência que nos permite caracterizar a lesão. A caracterização do quadro álgico deve incluir localização, tipo, intensidade, irradiações, fatores associados de melhora e piora. Ao compreendermos a evolução do quadro patológico, do momento inicial até o atual, obteremos dados sobre possíveis lesões associadas que possam ter ocorrido. Ao final da anamnese, haverá informações suficientes para caracterizar com minúcia a lesão.

Fazemos então a inspeção estática, na qual analisamos simetria corporal, sinais inflamatórios, deformidades, hipotrofias etc. A seguir, na inspeção dinâmica, avaliamos a amplitude de movimentos articulares, além de força e elasticidade musculares. Finalizamos o exame físico com testes neurológicos e vasculares, que avaliam reflexos profundos, sensibilidade tátil, térmica e dolorosa, irradiações nevrálgicas e deficiências vasculares localizadas.

Os exames subsidiários podem abarcar radiografia simples, tomografia, ultrassom, ressonância nuclear magnética, exames laboratoriais e outros. A sua utilização deve ser criteriosa e complementar aos dados obtidos na avaliação clínica. O ultrassom, por exemplo, pode fornecer ideia mais precisa da gravidade e da extensão da lesão em partes moles, revelando nuanças da anatomia afetada pela lesão.

Geriatria

O envelhecimento é parte de um ciclo, um processo natural da vida em que mudanças morfológicas, fisiológicas e bioquímicas ocorrem de forma progressiva, levando à perda gradativa da capacidade funcional do organismo e, em consequência, à redução de sua capacidade de adaptação e de recuperação. A queda da função do fígado e dos rins, por exemplo, eleva os riscos de efeitos adversos de medicamentos, muito consumidos na terceira idade para o tratamento de uma ou mais doenças.

De modo geral, a acupuntura ajuda a maximizar a homeostase potencial da pessoa idosa, que tende a se desequilibrar mais facilmente. As agulhas atuam também em diversas frentes: diminuem dores musculares e articulares (osteoartrite), equilibram o organismo como um todo, melhoram o sistema imunológico, aliviam a ansiedade e estimulam, associados a outras intervenções, a coordenação motora e o equilíbrio, assim como a memória e o sono. Isso tudo traz maior disposição e entusiasmo, melhorando o convívio familiar e social e proporcionando maior qualidade de vida. Incentivo o idoso a ter uma programação durante o dia, com atividades que promovam o condicionamento físico, o intelecto, a harmonia emocional e social. A acupuntura nessa modalidade integrativa contribui para que seja atingido o potencial de qualidade de vida.

Tratar pacientes na terceira idade tem algumas peculiaridades. Por exemplo, encontrar uma posição adequada e confortável ao indivíduo para aplicar a terapia vem antes mesmo de definir os pontos que serão estimulados, já que ele permanecerá naquela posição por determinado período. Aliás, o tempo com as agulhas também precisa ser adequado. Estas, geralmente mais finas e delicadas, são aplicadas em menor profundidade. Outros detalhes, como criar um ambiente agradável, de acolhimento, estimular a consciência corporal e até mesmo colocar uma bolsa térmica quente nas mãos para mantê-las aquecidas, podem fazer diferença.

Alguns problemas da longevidade são muito comuns no consultório. A artrose ou osteoartrite é um deles. Resultado do desgaste mecânico da cartilagem que reveste as articulações, que ficam inflamadas de forma crônica, causa dor, rigidez e limitação de movimentos. Nesses casos, a acupuntura, embora não recupere a cartilagem articular, contribui para desinflamar os tecidos adjacentes, reduzindo a dor e, consequentemente, contribuindo para restabelecer a movimentação. Por se tratar de um quadro de dores crônicas, o tratamento da artrose é longo, sendo necessárias algumas sessões para obter resultados mais efetivos, além de associar exercícios terapêuticos para o fortalecimento dos músculos ao redor da articulação e a melhora da estabilidade local. Em alguns casos, associamos ao tratamento por acupuntura infiltrações articular de substâncias (como o ácido hialurônico) que agem na cartilagem, em técnica denominada viscossuplementação articular.

Aliás, pacientes idosos com artrose precisam ser abordados com uma visão global, pois acabam entrando em um círculo vicioso de problemas. Exemplo: uma pessoa com dismetria no comprimento das pernas (uma é diferente da outra, mais curta ou longa), quando mais velha, pode desenvolver um quadro de artrose mais acentuada no quadril, que exacerba um processo de desalinhamento postural e de adaptação corporal, envolvendo coluna, vértebras, músculos, tendões e ligamentos.

Isso repercute no equilíbrio de cadeias de força musculares do corpo e pode levar à maior propensão a quadro de osteodiscoartrose, lesão degenerativa de vértebras e discos intervertebrais, que pode se transformar numa estenose vertebral, com diminuição do espaço e compressão de tecidos nervosos, causando dores irradiadas. O indivíduo tende a ficar mais parado, com musculatura enfraquecida, desestabilizada, e sente ainda mais dor. A acupuntura ajuda na quebra desse círculo, mas não age sozinha. Exercícios terapêuticos são fundamentais para reequilibrar as cadeias musculares envolvidas, sobretudo aqueles que agem no centro corporal. Em alguns casos, a solução definitiva é uma cirurgia para descompressão do local com estenose.

Em todos os casos, a ideia também é ir um pouco mais além, pois a abordagem do médico acupunturista não é simplesmente a colocação das agulhas. É importante elucidar para o indivíduo maneiras como ele próprio pode se ajudar – seja com um autorrelaxamento, uma melhor posição para dormir ou sentar, um florescer de atividades físicas do dia a dia ou uma boa alimentação. Essa abordagem integrativa da MTC não pode ser deixada de lado em nenhuma hipótese.

Também é preciso conscientizar o jovem que segue nesta estrada da vida a se precaver, a usar todo o arsenal oferecido pela MTC e pela medicina moderna de forma preventiva, para adicionar qualidade de vida aos anos que ainda estão por vir.

> **Na prática**
>
> Paciente de 68 anos, osteoartrose generalizada, dor crônica em coluna lombar, hipertensa, com insuficiência renal limítrofe e na maior parte do tempo acamada, embotada emocionalmente por episódios depressivos reativos ao quadro doloroso e de limitação funcional.
>
> Foi proposta uma abordagem integrativa com uso da acupuntura para o quadro de dor crônica, melhora do sono e estímulo geral à vitalidade. À medida que a paciente foi melhorando, houve uma diminuição do uso de medicamentos para dor. Concomitantemente, instituí estímulos por meio de exercícios terapêuticos para fortalecer a musculatura antigravitacional e a deambulação. Também lhe ensinei técnicas simples de autorrelaxamento, práticas de respiração abdominal profunda e relaxamento muscular progressivo. Incentivei que fizesse pequenas caminhadas no início da manhã e no final da tarde, com exposição à luz solar. Orientações dietéticas com reeducação alimentar complementaram a abordagem.
>
> Aos poucos, a paciente foi se reabilitando, com melhora das dores, do humor e da vitalidade geral. Embora as dores não tenham cessado por completo, houve melhora significativa em sua qualidade de vida e um convívio muito mais satisfatório com os familiares.

Ginecologia e obstetrícia

Tensão pré-menstrual (TPM): as mulheres que sofrem dessa síndrome sabem muito bem como é difícil conviver com seus sinais e sintomas. Que o digam os homens! Cólicas, inchaço, dor de cabeça e nas mamas, irritabilidade, nervosismo e depressão, uma variedade de manifestações causadas pela oscilação de hormônios femininos, sobretudo o estrógeno, no período que antecede a menstruação. Um detalhe: a medicina já identificou mais de 150 sintomas diferentes associados à TPM!

A boa notícia é que a acupuntura tem sido uma ótima alternativa para ajudar no alívio de muitos dos sintomas, principalmente das cólicas uterinas. Durante as sessões, que podem ser feitas semanalmente, as agulhas são distribuídas em pontos específicos do corpo com o objetivo de ativar o sistema nervoso (para amenizar os quadros de dor, ansiedade e depressão) e o sistema endócrino (para regular os hormônios e, em consequência, o ciclo menstrual), além de melhorar o funcionamento do meridiano do fígado (onde, na visão chinesa, entre outras associações, o *Qi* apresenta-se estagnado).

Bons resultados também têm sido observados em casos de síndrome de ovário policístico, que se expressa por meio de um grande número de pequenos cistos imaturos nos ovários, causando distúrbios na produção hormonal e aumento da secreção do hormônio masculino testosterona, prejudicando a ovulação – o que pode levar à infertilidade.

Nesses casos, a acupuntura é usada como tratamento complementar na indução ovulatória, com regulação hormonal, incremento dos ciclos ovulatórios e redução do número de cistos.

Mulheres com dificuldade de engravidar também encontram na acupuntura uma aliada. Postula-se que os estímulos das agulhas atuem em diferentes frentes no organismo feminino:

1. Promovem a vasodilatação, que aumenta o fluxo sanguíneo nos ovários e no útero, proporcionado maior aporte de nutrientes e oxigênio. Esse processo melhora a morfologia do endométrio, deixando-o mais espesso e, portanto, mais receptivo à implantação do óvulo fecundado.
2. Modulam a imunidade para que o corpo da mulher não identifique o espermatozoide como um agente agressor ou estranho.
3. Liberam betaendorfinas no Sistema Nervoso Central, promovendo relaxamento e redução de estresse e ansiedade – fatores importantes nos casos de infertilidade.
4. Modulam a secreção de hormônios no eixo hipotálamo-hipófise-ovário, principalmente de progesterona, que auxilia a fixação do embrião no útero.

A acupuntura também potencializa os resultados das técnicas de reprodução assistida. Pesquisas médicas mostram um aumento entre 15% e 20% nas taxas de gravidez quando se combina a terapia com agulhas aos ciclos de fertilização *in vitro*. Por conta disso, a modalidade da MTC é reconhecida pela Sociedade Brasileira de Reprodução Humana como tratamento complementar à infertilidade.

O uso da terapia durante os meses de gestação é indicado com bastante segurança. Nesse período, o estímulo das agulhas ajuda a amenizar os incômodos de cada fase, como enjoos, vômitos, dor nas costas e nas pernas, inchaços e dor pélvica. No pós-parto, restaura a energia da mulher, auxilia na cicatrização e na amamentação e melhora quadros de depressão.

> **Na prática**
>
> Paciente com 40 anos, com queixa de sobrepeso, insônia e fadiga crônica. Na abordagem inicial, visando compreender o caso, além das abordagens diagnósticas clínicas com as metodologias ocidental e oriental pedi uma bateria de exames laboratoriais. Verificou-se que o perfil dos hormônios sexuais estava alterado para a idade da paciente.
>
> Optei por encaminhá-la a uma ginecologista para abordar o caso em relação ao perfil hormonal. Paralelamente, iniciamos um protocolo de acupuntura, visando aos seus padrões de desarmonia, de forma constitucional, abordando as deficiências e os excessos nos diversos órgãos, segundo a MTC. Orientações gerais também foram dadas em relação a atividades físicas, higiene, sono e reeducação alimentar, em consonância com a visão da medicina oriental.
>
> Pouco a pouco, a paciente foi melhorando e, dentro de poucas semanas, já dormia melhor e estava menos fatigada. Dentro de poucos meses, ela chegou ao peso ideal, reequilibrou os ciclos de sono e vigília e melhorou sua disposição geral.

É importante contar sempre com um profissional habilitado, pois existem particularidades em relação ao agulhamento que devem ser respeitadas nessa fase. Alguns pontos são contraindicados, assim como certas técnicas de agulhamento mais profundo. A eletroacupuntura, por exemplo, deve ser evitada em região lombar e dorsal durante a gestação, ficando restrita ao período pós-parto.

Estresse

A vida moderna trouxe consigo uma epidemia global: o estresse. Ele facilita o desencadeamento, de forma progressiva, de uma série de alterações no organismo – de sudorese exacerbada, boca seca, taquicardia, problemas gastrointestinais e dermatológicos, infecções virais a insônia, irritabilidade e depressão. Em casos críticos, o estresse favorece o aparecimento de problemas mais sérios. Não à toa ele está associado a doenças cardíacas, diabetes e até mesmo ao câncer. O cenário é assustador. Segundo a Organização Mundial da Saúde (OMS), cerca de 80% da população do planeta sofre de alguma forma de estresse.

Estudiosos formularam inúmeras definições de estresse, mas, para não complicar, podemos dizer que ele consiste na reação do organismo a um estado de tensão ou agente estressor (físico, químico, mental ou psicossocial). Essa reação natural do corpo produz um desequilíbrio orgânico e energético que deflagra manifestações sistêmicas (fisiológicas, psicológicas e cognitivas). É como um efeito em cascata. Se o estresse permanece, a tendência é a complexidade das reações – e dos problemas. Na visão da MTC, o estresse é um padrão energético desarmônico que pode desencadear doenças.

Não podemos deixar de mencionar que as pessoas reagem ao estresse de maneiras diferentes. Tudo depende de como elas interpretam a situação estressante: de forma objetiva e subjetiva, positiva ou negativamente. Personalidade, história pessoal, experiências, traumas e ambiente em que se vive, assim como contexto e forma do estímulo estressor, são fatores que influenciam essa interpretação. Umas reagem bem; outras, nem tanto.

> **Saiba mais – O mecanismo de funcionamento do estresse**
> Em uma situação de estresse, o organismo se mobiliza para enfrentar e remover o agente estressor, redistribuindo sua energia para tecidos importantes, como músculos e cérebro, em momentos de risco. Essa mobilização é mediada pelo Sistema Nervoso Autônomo (SNA), também chamado de sistema vegetativo ou involuntário, e pelo eixo hipotálamo-hipófise-adrenal (HHA), que deflagram reações sistêmicas. O objetivo é restaurar a homeostase.
> **Fase de alerta** – Tem início quando o organismo entra em contato com o agente estressor. O SNA simpático é ativado e estimula as glândulas adrenais (ou suprarrenais) a descarregar os chamados hormônios do estresse – adrenalina, noradrenalina e cortisol –, que provocam uma série de reações, entre elas:
> - aumento da frequência cardíaca e da pressão arterial, para que o sangue circule mais rápido e leve oxigênio e nutrientes aos tecidos;

continua →

→ *continuação*

- aumento da frequência respiratória, para garantir o suprimento de oxigênio;
- contração do baço, com saída de hemácias (que carregam oxigênio) e linfócitos (que produzem células de defesa);
- lliberação de glicogênio (energia) armazenado no fígado;
- redistribuição do fluxo sanguíneo de pele e vísceras (vasoconstrição) para músculos e cérebro (vasodilatação).

Sintomas: taquicardia, respiração ofegante, mãos e pés frios, boca seca, perda do apetite, suor, tensão e dor muscular, diarreia passageira, insônia, aumento súbito e passageiro da pressão arterial, agitação.

De acordo com a MTC, é uma fase em que há exacerbação do *yang*.

Fase de resistência – Ocorre quando o agente agressor não cessa e o organismo se esforça para reparar as alterações causadas na fase anterior, na tentativa de restaurar seu equilíbrio. É caracterizada pela hiperatividade do córtex das suprarrenais, que libera o hormônio cortisol, cujos efeitos atingem os sistemas digestivo e cardiovascular e interferem nas reações inflamatórias e imunológicas.

Sintomas: cansaço, mal-estar generalizado, problemas gastrointestinais, diarreia persistente, oscilação da pressão arterial, baixa imunidade, irritabilidade, insônia, redução da libido.

Fase de exaustão – A persistência do estresse e a incapacidade da pessoa de lidar com ele promovem um esgotamento, o chamado *burnout*. O organismo fica vulnerável, o sistema imunológico, comprometido e doenças mais sérias começam a aparecer. É uma fase de exacerbação do *yin*, com hiporreações.

Sintomas: cansaço extremo, apatia, gastrite, hipertensão arterial, tontura, raciocínio lento, falta de concentração e atenção, depressão, impossibilidade de trabalhar ou de realizar tarefas do dia a dia adequadamente.

Quando um paciente chega ao consultório com queixa de estresse, a primeira coisa que precisamos fazer é verificar se ele realmente sofre do mal ou se tem uma doença de base causadora desse estresse. Por exemplo, pessoas com hipertireoidismo ou hipotireoidismo, enfermidades em que há disfunção na produção de hormônios pela glândula tireoide, localizada na base do pescoço, têm alguns sintomas similares ao do estresse (fases de alerta e exaustão).

Caso o indivíduo sofra realmente de estresse, uma investigação sobre os sintomas é feita para detectar o padrão de desarmonia. Cada paciente tem sintomas particulares e, consequentemente, um desequilíbrio energético próprio, o que individualiza o tratamento da acupuntura. A terapia chinesa é complementar nesses casos, um estímulo no sentido de diminuir o quadro crônico e de melhorar o conforto do paciente consigo mesmo, ajudando-o a manter equilíbrio entre corpo e mente diante de diversas situações da vida.

Para o controle do estresse, também oriento os pacientes a atentar para quatro pilares fundamentais: alimentação saudável e equilibrada, técnicas que promovam autorrelaxamento e sono profundo, prática regular e sistemática de exercícios físicos e restruturação cognitiva. A abordagem cognitiva parte da hipótese de que pensamentos geram sentimentos; desse modo, pensamentos distorcidos e negativos devem ser substituídos por pensamentos funcionais para o bem-estar do indivíduo.

A prática de atividade física é extremamente importante nesse contexto por desencadear a liberação de serotonina, neurotransmissor que tem efeito analgésico e calmante, podendo diminuir também alguns efeitos de ansiedade e depressão, além de proporcionar uma sensação de bem-estar global e autocontrole.

5. A medicina integrativa e o despertar para o futuro

Saúde: estado de completo bem-estar físico, mental e social, e não somente ausência de afecções e enfermidades.

(Organização Mundial de Saúde)

Vivemos em uma época de grandes mudanças, em que avanços tecnológicos, biológicos e genéticos estão começando a transformar radicalmente as possibilidades de tratamento. No entanto, um dos desenvolvimentos mais notáveis do último quarto do século XX foi o crescimento do interesse pela medicina não convencional.

O aparente paradoxo tem explicação. A medicina que rege nossa vida está baseada em uma concepção fragmentada do indivíduo – ao menos aos olhos da MTC. Afinal, de modo geral, ela considera o ser humano uma "máquina biológica", formada por diversas peças que têm funções próprias, são estudadas individualmente e, quando apresentam um problema, são "consertadas" para que voltem a funcionar.

Outro paradigma, como nossos "curadores" antepassados já professavam e a medicina tradicional nos ensina, é que o ser humano é corpo, mente, emoções e espírito (nesse caso, o termo não é usado no sentido religioso, mas se refere aos aspectos profundos e sutis da natureza humana e à sua necessidade de conexão com algo maior). Por isso, quando uma parte está doente, entendemos que o indivíduo como um todo está em desarmonia. Assim, consertar uma peça sem abordar as causas subjacentes para as falhas proporciona, na maioria dos casos, alívio temporário e uma falsa sensação de segurança.

Essa é a premissa da medicina integrativa, que visa aprofundar a origem, o diagnóstico e o tratamento de uma patologia com foco no paciente e não na doença. Queremos cuidar do paciente, tratando-o de maneira mais humana.

Não à toa, cada vez mais os pacientes solicitam essa abordagem mais ampla de sua enfermidade, buscando terapias complementares simultâneas aos tratamentos convencionais.

O aumento do interesse público e dos profissionais em medicina não convencional teve duas consequências: a) a grande demanda de evidências que corroborem a inclusão das terapias integrativas nas redes de saúde, tanto públicas quanto privadas; b) o movimento para a criação de entidades reguladoras que protejam o público e valorizem o bom profissional.

Vejamos o que, de fato, propõe a medicina integrativa e por que não creio que a medicina convencional continue à revelia dela.

Necessidade de harmonizar

Nossa pirâmide social se inverteu nas últimas décadas: o número de jovens caiu, enquanto o de idosos aumenta. A expectativa de vida não para de crescer, assim como a incidência de doenças crônicas. Diante desse cenário, a saúde clama por novos horizontes que tragam soluções eficazes a preços acessíveis.

Harmonizar as medicinas oriental e alopática é mais que utilizar pesquisa científica e tecnologia para avaliar conceitos tradicionais e validar a prática médica chinesa. Uma nova visão integrativa do cuidado e da saúde floresceu absorvendo o que há de melhor em cada uma dessas abordagens, fazendo adaptações e desenvolvendo técnicas mais amplas e menos invasivas, valorizando a atenção ao todo indivisível e a humanização da relação médico-paciente. Esse movimento de integração tomou impulso, ultrapassou os muros das universidades – onde teve origem – e chegou a institutos de estudo e pesquisa, sociedades médicas e grandes hospitais.

Muitos pacientes já demandam paradigmas médicos tradicionais e modernos ao mesmo tempo, criando a necessidade de uma fusão tranquila e apropriada. As teorias e técnicas da MTC abrangem a maioria das práticas classificadas como medicina integrativa e estão cada vez mais em destaque, já que muitas delas – como massagem, *tai chi chuan*, meditação, acupuntura e fitoterapia – são acessíveis, requerem baixo investimento e apresentam resultados seguros e eficazes quando administradas de modo adequado.

Especificamente para a acupuntura, a melhor compreensão do papel dessa técnica nos cuidados de saúde com base em pesquisas e experiências clínicas levou ao maior interesse por parte da estrutura médica, das companhias de seguros, de médicos e outros profissionais da saúde.

Vendo a necessidade de englobar e aplicar princípios e técnicas das medicinas chinesa e moderna em um único ambiente, em 1993 a Universidade da Califórnia em Los Angeles (Ucla) fundou o Ucla Center for East-West Medicine. Além de enfocar a promoção de saúde, a prevenção, o tratamento e a reabilitação, o centro também investe em treinamento, ensino e pesquisa. No mesmo ano, médicos e acupunturistas instauraram uma oficina de medicina integrativa no National Institute of Health (NIH). Mais tarde, este se transformou no National Center for Complementary and Alternative Medicine (NCCAM), importante financiador e incentivador do setor nos Estados Unidos.

Evidências derivadas de rigorosas pesquisas, bem como a demanda dos pacientes, estão alimentando a incorporação da MTC à medicina moderna no ambiente clínico, enquanto cresce o número de pesquisadores e instituições acadêmicas interessados em integrar essas duas tradições de cura. Grandes hospitais dos sistemas público e privado de saúde começaram a adotar a acupuntura médica como terapia complementar em diferentes setores – da emergência, passando pelas alas de reabilitação, obstetrícia, pediatria e oncologia, ao centro cirúrgico. Na oncologia, por exemplo, as agulhas são usadas para minimizar os sintomas decorrentes da doença e do tratamento, como náuseas, vômitos, falta de apetite e fadiga; durante o trabalho de parto, para diminuir a dor e promover maior relaxamento, reduzindo a necessidade de uso de analgésicos.

No Hospital Israelita Albert Einstein (HIAE), considerado um dos melhores da América Latina, a terapia com agulhas é integrada ao arsenal médico desde 2005. Associada ao serviço multiprofissional do Centro de Reabilitação, a acupuntura é oferecida como uma modalidade complementar ao tratamento da dor. Sempre combinada à terapêutica médica convencional e definida com base no diagnóstico ocidental moderno, a terapia tem-se mostrado efetiva na analgesia de diferentes casos clínicos, como dores no aparelho locomotor de diversas etiologias, cervicalgias e lombalgias.

Fundamos o Ambulatório Institucional em 2005; hoje, ele conta com três médicos fisiatras e acupunturistas, certificados pela Associação Médica Brasileira (AMB) e com mais de 15 anos de experiência na área. Esses profissionais aplicam a terapia em pacientes internos, diariamente, no leito, e naqueles atendidos ambulatorialmente, de duas a três vezes por semana, no Centro de Reabilitação, sempre seguindo rigorosos padrões de procedimento e segurança e atentos às singularidades de cada perfil de paciente e suas implicações na prática da acupuntura.

Estou certo de que não falta muito para que aqueles que ignoram essa realidade estejam em desvantagem. A acupuntura será cada vez mais usada em regimes ambulatoriais e hospitalares, em unidades de reabilitação e hospitais. Um número crescente de acupunturistas médicos, como eu, já trabalha em diferentes ambientes clínicos. Em breve, veremos especialistas licenciados atuando lado a lado com médicos convencionais em áreas especializadas em todos os ambientes de cuidado da saúde.

Medicina integrativa: a restituição do equilíbrio

Com base na compreensão dos aspectos físicos, emocionais, psicológicos e espirituais do indivíduo, a medicina integrativa é orientada para a cura e tem como eixo a relação médico-paciente.

A cura pode ser definida como o processo dinâmico de recuperação, reparação, reintegração e renovação, que aumenta a resiliência, a coerência e a plenitude. Trata-se de um processo emergente de transformação física, mental, social e espiritual.

Essa transformação é o foco da medicina integrativa, por meio da inclusão de terapias alopáticas e complementares, com uso de métodos menos invasivos, menos tóxicos e menos dispendiosos, segundo as possibilidades de cada caso.

> **Definição de medicina integrativa**
> - Cuidado baseado na relação interpessoal.
> - Integra métodos convencionais e não convencionais para tratamento e prevenção.
> - Implica a remoção de barreiras que possam impedir a ativação da resposta inata do corpo à cura.
> - Quando possível, adota intervenções naturais e menos invasivas antes das mais caras e invasivas.
> - Engajamento e união entre corpo, espírito e comunidade para facilitar a cura.
> - Parte da premissa de que melhorar é sempre possível, mesmo quando não há cura.

O fato de a medicina integrativa estar voltada, antes de tudo, para a cura e não para a doença, demanda a compreensão das influências de corpo, mente, espírito e comunidade. Implica, ainda, o desenvolvimento de uma visão sobre a cultura, as crenças e o estilo de vida do paciente, a fim de ajudar o médico a entender a melhor forma de desencadear as mudanças necessárias que resultarão na melhoria da saúde. E isso não pode ser atingido sem um forte compromisso entre médico e paciente.

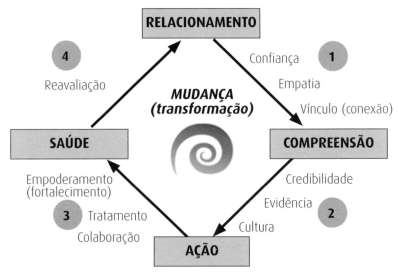

Figura 11 - O funcionamento da medicina integrativa. Fonte: Rakel e Weil, 2007.

Observando os profissionais de várias áreas, tais como médicos, fisioterapeutas, psicólogos e educadores físicos, percebemos que alguns deles atingem melhores resultados com a profissão escolhida que outros. Aqueles com mais sucesso são os capazes de desenvolver, além de uma correta abordagem técnica, um bom nível de relacionamento, compreensão e empatia, o que os torna facilitadores da cura.

A MTC acredita veementemente que a relação em si promove a cura, não só ao permitir que o médico compreenda a situação do paciente como por meio da confiança que este tem no profissional. Essa confiança age como uma ferramenta que ativa a resposta de cura natural do paciente, não importando a técnica utilizada.

Na prática

Executivo de 45 anos chegou ao consultório com quadro de dor muscular cervical associado à cefaleia de origem miogênica (muscular). Ele apresentava quadro crônico, com uso abusivo de medicação, sem obter alívio satisfatório. Vivia um clássico de reclamações no consultório: um círculo vicioso de dor, estresse, insônia e oscilações de humor.

Após o diagnóstico da patologia, tanto pela visão ocidental quanto pelos padrões de desarmonia do MTC, propus a acupuntura com abordagem integrativa. O paciente foi esclarecido da sua patologia e dos fatores que podiam melhorar ou piorar o quadro. Muitas vezes, os sintomas principais são apenas a ponta do *iceberg*. Iniciamos o tratamento com acupuntura para aliviar as dores e fizemos uma abordagem constitucional[*] para a melhoria do estado geral e o reequilíbrio dos padrões de desarmonia. Trabalhei os pontos miofasciais dolorosos com técnicas específicas e propus um programa de fisioterapia para promover o reequilíbrio das musculaturas posturais e técnicas de relaxamento geral, conscientizando o paciente sobre os erros em sua ergonomia. Incentivei que ele escrevesse um diário com anotações sobre a alimentação, qualidade do sono, atividade física e sua relação com a frequência e a intensidade dos sintomas. Pedi também que ele anotasse o nível de estresse por meio de uma escala de 0 a 5 e as relações com o padrão de cefaleia. Dessa forma, o paciente conseguiu identificar fatores que pioravam ou melhoravam o quadro. Ele percebeu que alimentação saudável, prática de atividades físicas e boas noites de sono eram benéficos. Assim, incorporou essas mudanças positivas no cotidiano e não apresenta mais os sintomas da queixa inicial. Hoje, faz sessões quinzenais de acupuntura de natureza profilática.

[*] Metodologia que busca tratar os padrões de desarmonia do paciente inerentes à sua constituição primária ou inata com base na teoria dos cinco elementos.

Além disso, o sucesso do resultado final depende de uma combinação de fatores, antes não valorizados, que, junto com a mudança de filosofia de vida do paciente, dão início à cura. É verdade que algumas terapias específicas são melhores que outras, dependendo da patologia em questão, mas, em última análise, a cura também depende do posicionamento do paciente e das mudanças reais que ele pode fazer. Vontade e postura positiva são a chave para ganhar o jogo.

É sempre melhor prevenir!

Todas as terapias integrativas têm como objetivo principal fortalecer e conferir maior vigor ao sistema imunológico e à capacidade intrínseca de cura biologicamente programada em cada um de nós, criando um ambiente agradável ao paciente e à sua família e estimulando a participação de todos no caminho da recuperação, sempre com um enfoque humano e empático. Para isso, a medicina integrativa atua em diferentes frentes, a fim de buscar o equilíbrio do corpo.

Acupuntura e medicina integrativa

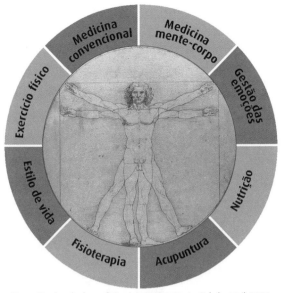

Figura 12 – A roda da medicina integrativa. Fonte: Rakel e Weil, 2007.

A roda da medicina integrativa incentiva as pessoas a investir mais tempo e esforço para prevenir patologias do que esperar que elas surjam para então curá-las. As doenças crônicas respondem por grande parte dos nossos custos com a saúde e também têm sido a causa significativa de morbidade e mortalidade. Doenças cardíacas, diabetes, câncer, dores crônicas, quadros ansiosos e depressivos, fadiga crônica e estresse estão ocorrendo em proporções epidêmicas quando sua incidência poderia ser significativamente reduzida se fossem feitas melhores escolhas de estilo de vida.

É necessária uma urgente reforma no sistema de saúde para que os recursos sejam realocados e essa realidade, revertida. Enquanto isso, profissionais da medicina integrativa podem usar seu amplo entendimento do paciente para fazer recomendações que conduzam à prevenção da doença e diminuam ou revertam suas progressões.

> **Na prática**
>
> Paciente de 35 anos, profissional liberal e maratonista amador, apresentava quadro de acometimento crônico dos tendões de aquiles e fáscia plantar. O quadro foi piorando ao longo do tempo e houve um aumento progressivo da automedicação pelo paciente. Após o diagnóstico da patologia pelas visões da medicina ocidental e pelos padrões de desarmonia da medicina tradicional chinesa, propus uma abordagem integrativa, utilizando a acupuntura para estimular a melhora das condições locais do tornozelo e pé, além do reequilíbrio constitucional da paciente – que, segundo a MTC, encontrava-se em um padrão de exaustão energética.
>
> Os treinos constantes, aliados à vida profissional atribulada, com poucos períodos de descanso e noites maldormidas sobrecarregaram o organismo do jovem. Além disso, o uso constante de bebidas energéticas para compensar o cansaço descompensou ainda mais o seu quadro. Propus uma revisão dos treinos, assim como momentos de repouso mais prolongados. Analisei também o desalinhamento dos seus membros inferiores e quadris, assim como do apoio das plantas dos pés. Isso subsidiou a confecção de palmilhas adequadas para o uso durante os treinos. Além disso, o paciente recebeu orientações sobre alimentação, qualidade do sono e métodos simples de autorrelaxamento.
>
> Aos poucos, ele foi melhorando e tomando consciência dos níveis de atividade física ideais para o seu caso – o que também é fundamental para uma vida equilibrada.

Resultados promissores

A filosofia da medicina integrativa não é nova, mas há séculos ela tem sido ignorada no campo da "ciência séria". Felizmente, as últimas evidências, que mostramos neste livro, corroboram essa mudança em direção ao reconhecimento dos benefícios de combinar a cura externa, física e tecnológica com a cura interna, não física.

A acupuntura é uma das terapias complementares mais estudadas pela ciência ocidental. Atualmente, é o carro-chefe em diversas instituições que abordam integrativamente o cuidado médico.

Fugindo dos rótulos "medicina complementar e alternativa"

Com o crescimento da pesquisa científica relacionada às muitas terapias integrativas, os rótulos para classificá-las não são mais necessários. O uso dos termos "complementar" e "alternativa" já teve seu espaço; está na hora de uma abordagem integrativa. E garanto que isso não é uma simples queixa de nomenclatura. A falta de atenção dedicada a uma abordagem integrativa de ações que promovam a saúde é uma das responsáveis por epidemias de obesidade, diabetes e abuso de substâncias. Para termos uma ideia, o estresse – foco de tratamento de muitas terapias mente-corpo rotuladas como "alternativas" – foi considerado o segundo principal fator de risco para doenças cardíacas depois do tabagismo.

Os rótulos também evitam tocar em outro ponto de dor do nosso sistema convencional: o aprofundamento nas questões da fragmentação da assistência à saúde. Incluir as chamadas "terapias complementares" sem alterar o sistema de saúde vigente aumenta a oferta de especialistas, mas não oferece a infraestrutura de cuidados adequada. Ao final, o custo é maior e a qualidade do atendimento, pior, visto que a desarticulação dos tratamentos impede que esse espaço médico esteja centrado na relação holística com o paciente. Em decorrência disso, esses rótulos impedem a verdadeira e necessária restruturação do panorama atual. Impedem, ainda, que caminhemos para outra situação, cujo foco principal seja a promoção da saúde e não somente a cura de doenças já estabelecidas.

O termo "medicina integrativa" veio sublinhar a importância de utilizar evidências para encontrar a melhor forma de integrar terapias convencionais e não convencionais a fim de obter saúde e cura. Essa compreensão evolutiva tem ajudado a influenciar positivamente a mudança do nosso sistema de saúde.

Vale ressaltar que o campo da medicina integrativa surgiu não para fragmentar a cultura médica, criando outro silo de cuidado, mas para incentivar a incorporação da saúde e da cura em um modelo médico maior. A cultura de prestação de serviços de saúde está mudando a fim de adotar essa filosofia, e a integração de modalidades de cura não tradicionais tornará esse objetivo mais bem-sucedido.

É importante ver os benefícios e as limitações do nosso atual sistema e perceber que a ciência, por si só, não satisfará todas as necessidades de nossos pacientes.

A medicina do futuro clama pela mudança de paradigma

A medicina ortodoxa havia se esquecido do caminho de seus avanços científicos e da maneira de agir diante do paciente e da doença. Nem todos os médicos são treinados para entender o que acontece com a medicina integrativa, pois lhes falta informação séria e o comparativo adequado nos canais preestabelecidos.

No novo milênio, a prática das terapias integrativas, como a acupuntura, será guiada não só pelos conceitos da MTC, mas também por dados gerados por pesquisas em diversos campos: neurociência, biologia molecular, cronobiologia, tecnologia da informação, energética, fisiologia integrativa e metodologias inovadoras de ensaios clínicos.

Claramente, o futuro da medicina integrativa passa pela pesquisa. Para isso, precisamos de profissionais motivados por essa (não tão) nova filosofia e, sobretudo, que estejam desempenhando suas atividades em hospitais e clínicas do sistema de saúde. Eu sou exemplo disso, e tenho absoluta certeza de que os resultados virão. É apenas uma questão de tempo, de recursos e, sobretudo, de vontade genuína.

6. Vida integrada: a chave para o bem-estar

*Tudo é uma questão de manter a mente quieta,
a espinha ereta e o coração tranquilo.*

("Coração tranquilo", Walter Franco)

A busca de uma vida boa é inerente ao ser humano. Quando isso não ocorre, perguntamo-nos: "O que falta para finalmente chegarmos lá?"

Inúmeras pessoas apontam como indicativo de sucesso ganhar muito dinheiro, ter poder e bens materiais. Mas, lá no fundo, aspiram algo melhor: a felicidade.

Essa busca incessante não é novidade. Há séculos, filósofos e pensadores vêm se dedicando a compreender o que é felicidade, questionando quais são as ferramentas necessárias para termos uma vida com menos sofrimento e mais tranquilidade. A psicologia moderna também se dedicou, nas últimas décadas, a compreender os mecanismos e traços de personalidade que caracterizam as pessoas consideradas realizadas.

Essas pessoas desfrutam de maneira plena do chamado bem-estar, que o dicionário define como "situação agradável do corpo ou do espírito; conforto, tranquilidade". Em outras palavras, elas encaram o mundo de forma mais harmônica, tranquila, valorizando as pequenas realizações diárias (ler um bom livro, jantar em companhia agradável etc.) e administram melhor as frustrações inerentes à vida cotidiana. Simplesmente, sentem-se satisfeitas.

A boa notícia é que os sentimentos, como tristeza e felicidade, não são perenes ou inerentes a um ou outro indivíduo. A realidade de tudo está na consciência, o que significa que esses estados de espírito podem ser aprendidos e modificados. Se você decidir trilhar o caminho de uma vida equilibrada, não há remédio a não ser aprender: a integrar o corpo, a harmonizar a respiração, a acalmar a mente e a permitir-se vivenciar essa experiência de maneira real, plena e consciente.

Vida integrada

Quer entender a importância do equilíbrio? Tente ficar em um pé só, sem se mover, por três minutos. O que aconteceu? Talvez você tenha sentido as pernas tremerem um pouco, teve de flexionar os joelhos, apertar os dedos dos pés como se tentasse agarrar o chão ou, ainda, abrir os braços para ter equilíbrio. Isso tudo é efeito da tentativa de estabilização do seu corpo, que faz os menores e mais precisos ajustes em busca do balanço ideal para que você não caia.

Dominar o equilíbrio na vida é semelhante a isso. Quando o organismo dá sinais de desarmonia – seja física, mental, emocional ou até espiritual –, é hora de fazer ajustes, buscando alternativas que nem sempre são as mais óbvias. De modo geral, os elementos cotidianos que mais requerem equilíbrio podem ser divididos em duas categorias: aspectos internos (mente, emoção, saúde, prioridades de foro íntimo etc.) e externos (família, trabalho, vida social, entretenimento, demandas sociais etc.).

É fácil perceber que cada categoria, individualmente, é positiva e importante. Porém, como a medicina chinesa nos ensina, quando uma delas é exacerbada em detrimento de outra, algo que poderia ser positivo acaba se tornando prejudicial. É comum as pessoas focarem mais em uma que em outra. Algumas depositam todos os seus esforços em fatores externos, dedicando pouco tempo a perceber o que se passa em seu coração e em sua mente. Outras optam por passar tanto tempo refletindo sobre sentimentos e emoções que acabam deixando de experimentar a vida em si. Há ainda aquelas que fazem um bom equilíbrio entre os elementos internos e externos, mas negligenciam um ou outro aspecto de cada categoria.

Para driblar esse desequilíbrio, é importante olhar para si mesmo e seu entorno periodicamente, analisando a atenção destinada aos seus elementos internos e externos, sobretudo diante de um ritmo de vida cada vez mais acelerado.

Desafios para conciliar bem-estar e modernidade

Administrar tudo – família, carreira, casamento, estudos e autocuidado – é como andar em uma corda bamba sem rede de proteção. Queremos manter as amizades por perto, não perder o romantismo no casamento, ter sucesso no trabalho e ainda encontrar um tempo só para nós. O problema é que o dia só tem 24 horas e a semana, apenas sete dias. Não à toa, a qualidade do sono está cada vez pior e fadiga, cansaço, exaustão, falta de energia são queixas que recebo quase diariamente em meu consultório.

Outra patologia da modernidade que ainda desafia a medicina ocidental é a obesidade, considerada o arquétipo da nutrição inadequada contemporânea. Milhares de pessoas morrem de desnutrição em países subdesenvolvidos enquanto, em nações desenvolvidas, outros milhares se alimentam mal e em excesso, exercitam-se pouco e morrem precocemente por enfermidades decorrentes da obesidade. Isso, inclusive, já é realidade no Brasil, esta terra de contrastes.

Já a depressão é a quarta principal causa de incapacitação em todo o mundo e, segundo projeções da Organização Mundial de Saúde (OMS), em 2030 será o mal mais prevalente do planeta, à frente do câncer e de algumas doenças infecciosas.

Como vimos no capítulo anterior, é vital uma mudança de paradigma na forma de encarar a saúde. Integrar a nossa pluralidade visa trazer uma nova forma de promover a cura e, sobretudo, a prevenção de patologias decorrentes da chamada "vida moderna". Esse novo olhar facilita a organização de uma rotina em prol do bem-estar antes que o corpo se desequilibre e a doença se instale.

Em uma analogia simples, a nossa energia vital intrínseca, uma das qualidades do *Qi*, pode ser comparada a um litro de leite: você tem uma quantidade limitada para usar a vida inteira. Se abusar muito num período da vida, faltará no outro. Portanto, uma pessoa que vive em equilíbrio é aquela que distribui essa energia de maneira mais harmônica e longeva. Já os que levam uma vida menos harmoniosa, com excessos, vícios etc., observam um desgaste precoce do organismo.

Além disso, ao longo da vida vamos perdendo essa reserva funcional, e a capacidade de compensar desajustes e voltar à homeostase torna-se mais lenta. Note que os idosos tendem a adoecer com mais frequência e a levar mais tempo para se curar. Por exemplo: a artrose das articulações, comum na velhice, pode levar a uma piora na qualidade de vida como um todo caso não haja uma abordagem que atue de modo multidimensional na questão.

Daí advém a importância de uma atuação ampla, cujo binômio principal é a participação ativa do paciente e dos profissionais de saúde em seu processo de recuperação. E tudo se inicia com a compreensão do que está acontecendo e do que é possível ser feito. Para tanto, enfatizo sempre a capacidade de enxergarmos as entrelinhas – vermos a "árvore" e também a "floresta" na qual ela está contida.

A prática integral da acupuntura médica, por exemplo, atua com eficácia nesse ponto, promovendo um tratamento que leva em conta múltiplas variáveis. Seu objetivo primordial é oferecer condições para acelerar a autocura. Assim, além das diversas técnicas de agulhamento, outras terapias podem ser utilizadas, bem como orientações para participação ativa e mudanças no estilo de vida do paciente. Tudo isso objetiva quebrar o ciclo, capcioso e camuflado, que, se não abordado integralmente, tende a perpetuar-se. Em muitos casos conseguiremos, inclusive, diminuir a quantidade de medicamentos e levar o paciente a um estado de mais harmonia consigo mesmo e, portanto, com o mundo à sua volta.

Como ter uma vida mais equilibrada

Não há uma fórmula mágica que amenize os efeitos colaterais da vida moderna ou do envelhecimento e torne o dia a dia mais equilibrado. Esse é um processo de tentativa e erro, que exige paciência, autoconfiança e autoconhecimento. O primeiro passo, porém, é comum a todos: defina o que uma vida equilibrada significa para você. Alguns podem encontrar mais equilíbrio quando se dedicam a projetos pessoais; outros, ao trabalho, à família... Enfim, cada indivíduo, como sabemos, é único.

Outro ponto a considerar é que a vida muda constantemente e nossas prioridades seguem o mesmo ritmo. O equilíbrio certo hoje pode não funcionar no próximo ano ou na semana seguinte. Para saber se chegou a hora de mudar, preste atenção aos seus sentimentos e emoções enquanto realiza as atividades do dia a dia, enquanto se relaciona com o outro. Se aquela sensação de bem-estar não aparece há tempos e você não se sente mais realizado, reavalie suas prioridades.

Uma última dica: seja realista! Muitas das pessoas mais longevas afirmam que um dos segredos da vida é ter metas todos os dias a fim de estimular a vontade de sair da cama e ir em frente. Porém, estipular objetivos, sejam eles diários, mensais ou de longo prazo, demanda uma boa dose de autoconsciência – e também a construção de redes de relacionamento que nos apoiem e, em contrapartida, sejam apoiadas por nós ao longo da vida. As metas evoluem conforme a pessoa evolui. Quem quer começar a correr não visa competir uma maratona na semana seguinte.

Felizmente, o equilíbrio é um estado fluido e mutante. Assim como a maré sobe e desce, perceba se sua vida está se aproximando ou se distanciado do balanço necessário para atingir o bem-estar. Alguns dias estressantes não significam que sua vida está desequilibrada, mas se o caos parece ter virado regra é hora de parar e pensar em mudanças.

Lembra-se da roda da medicina integrativa, apresentada no capítulo anterior? O equilíbrio ideal entre nutrição, exercícios, estilo de vida, medicina convencional, medicina corpo-mente, gestão das emoções e acupuntura compõe o contexto de prevenção e cura que prima por trazer maior consciência aos indivíduos, transformando em rotina o cuidado com nossos elementos internos e externos.

Saber viver em estado de bem-estar não é fácil, mas, como você já deve ter percebido até aqui, é um comprometimento próprio e único deveras gratificante.

Exercícios de autorrelaxamento

O cérebro capta melhor os estímulos de relaxamento por meio de imagens (arquétipos) e sensações físicas.

Incentivo meus pacientes a realizar alguns exercícios em casa, por cerca de 15 minutos, todos os dias. Por mais árdua que seja a rotina, é preciso adquirir a consciência de que tirar alguns minutos para cuidar de si e se conhecer melhor, permitindo-se entrar em contato com os sentimentos mais íntimos, só traz benefícios e terá reflexos positivos na qualidade de vida, no humor e na produtividade.

Sempre busco trazer algumas dessas práticas para as sessões e encorajo meus pacientes a adotar esses hábitos simples, mas que fazem grande diferença no dia a dia. Veja estas dicas:

1. **Técnica do boneco de areia:** deite-se na cama ou em outro local plano e tranquilo, respire fundo e feche os olhos. Concentre-se em cada parte do corpo, nomeando cada uma, de baixo para cima, de um lado e depois do outro: pé esquerdo, dedos do pé esquerdo, tornozelo, panturrilha... Sinta cada pedacinho do corpo pesando sobre a

cama. Para entregar-se por completo ao relaxamento, observe a sensação do próprio peso sobre o colchão. Imagine-se como um boneco de pano feito de areia deitado numa praia. Quando deitado, sinta que a areia em seu interior se funde à que está abaixo de você. Deite com entrega e confiança, relaxando o organismo por completo.

2. **Técnica do aquecimento**: esta pode ser reproduzida em diversos ambientes e traz uma sensação de bem-estar e acolhimento. A ideia é assumir a mesma posição do exercício anterior e colocar uma bolsa quente na região do ventre. Comece repetindo a técnica de consciência do peso corporal já citada. Agora, concentre-se na sensação de calor vinda da região do abdome e procure visualizar as ondas de calor se espalhando por todo o corpo, "derretendo" as tensões físicas e emocionais. Fazer isso antes de dormir, por exemplo, pode proporcionar conforto e alívio imediatos que resultarão em uma boa noite de sono.

3. **Técnica da contagem:** a meditação proporciona benefícios incríveis ao corpo e à mente, além de ser uma grande facilitadora do autoconhecimento. Nesse momento, é importante desconectar-se (deixe o celular no silencioso, desligue a televisão, peça a cooperação de quem mora com você), ficar em silêncio e tentar esvaziar a mente, prestando atenção só aos movimentos respiratórios e às reações do seu corpo. Se as inquietações do pensamento insistirem em permanecer, use a técnica da contagem, de 1 a 10, quantas vezes forem necessárias no período em que você determinar para meditar.

Dicas para quem vai meditar

Busque sempre um lugar silencioso e coloque-se em posição confortável. A mais comum é sentar-se com as pernas cruzadas e as mãos apoiadas sobre os joelhos com a palma para cima. Mas isso não é obrigatório; o importante é que a coluna esteja alinhada e haja consciência corporal para evitar que algum músculo se tensione e a posição se torne desconfortável, inibindo a concentração. Há centenas de métodos disponíveis: busque aquele que melhor combina com sua personalidade. Há inclusive técnicas de meditação em movimento!

7. Catorze dúvidas frequentes de quem quer fazer acupuntura

Ao cuidar de uma doença, você pode ganhar ou perder.
Ao cuidar de uma pessoa, você sempre ganha.
(Hunter Doherty, o "Patch Adams")

"O melhor médico é aquele que mais esperança infunde." Essa frase, do poeta inglês Samuel Taylor Coleridge, sempre norteou minha conduta como médico e ser humano. Nesse contexto, ter esperança não quer dizer mentir ou gerar falsas expectativas. Significa que, independentemente do caso, há sempre a possibilidade de optar pela melhor postura para enfrentar o que vier.

Esta é a grande arte que nós, médicos, precisamos dominar: saber estimular o paciente a ter vontade de ir em frente, de tentar o que for possível. E, mesmo nos casos em que não há cura, podemos promover um cenário que ofereça alívio, aceitação do inevitável, conforto emocional e melhor qualidade de vida.

Nesses quase 30 anos de profissão, noto que trilhei o caminho certo quando percebo que ajudei centenas de pessoas a se autocurar ou, ao menos, a alcançar uma vida mais equilibrada. Foram homens e mulheres, atletas e não atletas, crianças e idosos de mais de 80 anos.

Com cada um deles aprendi muito. O mais interessante foi constatar que os principais medos, receios e questionamentos de quem depara com a acupuntura pela primeira vez são muito semelhantes. Em todos esses anos de dedicação à medicina e à acupuntura, esclareci inúmeras dúvidas recorrentes em relação à técnica. Por isso, achei conveniente usar este espaço para elucidar algumas delas.

1. A acupuntura cura de verdade?

A acupuntura visa tratar e prevenir doenças por meio da aplicação de agulhas, estimulando a homeostase, ou seja, a tendência natural do organismo de autorregular-se e reequilibrar-se para uma condição geral de harmonia física, mental, emocional e energética. É indicada na prevenção e no tratamento de diversas patologias e apresenta, segundo a visão da medicina ocidental, efeito analgésico, anti-inflamatório e relaxante muscular, além de melhorar a imunidade. Também tem efeito ansiolítico, antidepressivo leve e cicatrizante, entre outras ações, atuando nos mecanismos intrínsecos de autorregulação do organismo. A medicina oriental considera o conjunto de ações da acupuntura na esfera integral e visa restabelecer a harmonia do indivíduo como um todo pela regulação do *Qi* do organismo.

Pioneiros na descoberta de que o agulhamento de distintas partes do corpo provoca reações e influencia várias funções orgânicas, os chineses desenvolveram explicações para isso conforme sua cultura, filosofia e conhecimento do organismo humano naquela época. Ao longo dos séculos, foram se estabelecendo parâmetros técnicos para que a estimulação por acupuntura fosse a mais eficiente possível, muitas vezes baseados em tentativa e erro, e criteriosa observação clínica e anotação e compilação criteriosa desses dados.

Nos últimos 50 anos, com a integração da medicina ocidental à acupuntura, a técnica foi aperfeiçoada e potencializada, e, agora, integrada ao arsenal médico ocidental, tem resultados cada vez mais expressivos. Com isso em mente, entendemos a acupuntura como parte de uma abordagem biopsicossocial, ou seja, da correlação entre questões biológicas (a doença em si) e psicológicas e o entorno social. Nesse contexto, os aspectos físicos, mentais, emocionais e relacionais (do indivíduo consigo mesmo e com seu hábitat físico e social) são valorizados de modo equânime, pois cada umas dessas facetas influencia a outra.

Lembremos ainda que a acupuntura está historicamente inserida em um contexto que valoriza a prevenção das doenças. Na visão dos imperadores chineses, o melhor médico não era aquele que curava mais pessoas, mas aquele que prevenia a doença. Quanto mais cedo diagnosticarmos os padrões de desarmonia e atuarmos adequadamente em cada caso, maior a possibilidade de restabelecermos as condições de saúde. Inúmeros sinais e sintomas iniciais, leves e esparsos, podem ser o prelúdio de uma doença que evoluirá se não for abordada de forma correta. Buscamos assim, em condições ideais, usar as técnicas de acupuntura de modo integrativo e precoce. Quando há desequilíbrio em dois ou mais elementos biopsicossociais, tratar apenas um deles dificilmente restituirá o equilíbrio perdido. Almejamos, portanto, mobilizar todos esses recursos internos para que o paciente se autocure.

Exemplo: Paciente de 50 anos apresenta lombalgia (dor lombar) crônica de causa mecânico-postural, a famosa "dor de coluna por má postura". Além disso, está com sobrepeso, é sedentário há anos e tem uma relação ergonômica ruim no trabalho e em casa. Encontra-se emocionalmente estressado e apresenta sono leve e interrompido por preocupações inerentes ao seu dia a dia. Vemos assim que o quadro de lombalgia está inserido em um contexto de equilíbrio biopsicossocial rompido.

As técnicas de acupuntura atuarão na melhora do quadro clínico do paciente por suas ações analgésica, anti-inflamatória e relaxante muscular. Além disso, contribuirá para o reequilíbrio fisiológico do organismo e para a normalização do ciclo do sono, além de promover uma resposta de relaxamento antagônica à resposta de estresse. Segundo a visão chinesa, pontos locais e constitucionais (veja o quadro "Na prática", p. 119) serão estimulados para reequilibrar os padrões de desarmonia detectados na singularidade de sintomas físicos, mentais, emocionais e energéticos desse paciente. Porém, nesse caso, a abordagem integrativa exige uma ação que combine também mudanças alimentares, exercícios posturais, inserção progressiva de atividade física e técnicas de gerenciamento do estresse. Desse modo estaremos verdadeiramente tratando o doente e prevenindo a recidiva da doença.

Dica de ouro! A acupuntura é uma técnica de cuidado integrativo que pode ser aliada a inúmeros tratamentos – da abordagem alopática convencional ao uso em conjunto com outras abordagens complementares.

2. A acupuntura está ligada a uma religião? Há comprovação científica de seus benefícios?

A acupuntura não está ligada a religião, crenças ou misticismo. Esse é um pensamento antigo, que remonta à época da chegada da técnica ao Ocidente, quando ela foi incluída entre os tratamentos "místicos". No Brasil, a acupuntura foi reconhecida como especialidade médica pelo Conselho Federal de Medicina (CFM) em 1995 e, três anos mais tarde, pela Associação Médica Brasileira (AMB).

Além disso, desde 1979, é indicada como "medicina complementar", tendo sua eficácia como tratamento comprovada para mais de 40 doenças pela Organização Mundial de Saúde (OMS).

Em 2003, após décadas de pesquisas em renomadas instituições do mundo, a OMS publicou os resultados no documento "Acupuncture: review and analysis of reports on controlled clinical trials", que analisou a eficácia da acupuntura e de outras técnicas em comparação com o tratamento convencional de 147 doenças, sintomas e condições de saúde.

A pesquisa incluiu afecções físicas, distúrbios orgânicos, problemas mentais e psicossomáticos, condições específicas de homens, mulheres e crianças e problemas oriundos do tratamento de câncer, cirurgias e dependência química.

Segundo a OMS, a acupuntura tem caráter medicinal e já há efeitos comprovados pelos padrões científicos ocidentais. O órgão vem estimulando o uso da medicina tradicional/complementar nos sistemas de saúde de forma integrada às técnicas modernas da medicina ocidental.

No documento "Estratégia da OMS sobre medicina tradicional, 2002-2005", o órgão preconiza o desenvolvimento de políticas observando os requisitos de segurança, eficácia, qualidade, uso racional e acesso.

Exemplo: Estudos demonstram que a acupuntura influencia a fisiologia humana e animal em diversos níveis, incluindo Sistema Nervoso Central, Sistema Nervoso Periférico, Sistema Nervoso Autonômico, Sistema Imunológico, Sistema Neuroendócrino, Respiratório e Cardiovascular, além de reações adaptativas benéficas nos locais de aplicação da técnica. Em humanos, em vários estudos, o grupo controle que recebeu a acupuntura *sham* (ou falsa acupuntura, em que a agulha é inserida superficialmente, não é inserida ou o é em locais em que não há um acuponto) também apresentou pequenos efeitos terapêuticos (o chamado "efeito placebo"). Porém, quem recebeu tratamento de acupuntura verdadeira apresentou melhores resultados que os grupos controle e de tratamento convencional.

Vale ressaltar que a tradição alopática do ensaio clínico aleatório, duplo-cego, controlado com placebo, é muito difícil de ser aplicada na acupuntura. O problema começa com a dificuldade de criar condições e definir o que é placebo para a acupuntura (muitos alegam que agulha perfurando a pele já significaria acupuntura, independentemente da profundidade e do local de aplicação). Além disso, existem limitações técnicas para a padronização da acupuntura segundo as doenças descritas pela medicina ocidental. Por exemplo, um paciente com diagnóstico ocidental de *Diabetes mellitus* tipo 2 pode ter diferentes diagnósticos segundo a MTC. Isso compromete a padronização da escolha dos acupontos que serão utilizados e a consequente análise dos resultados.

Dica de ouro! Novos modelos de pesquisa estão em desenvolvimento tanto no Ocidente quanto na China e, certamente, ajudarão a elucidar cada vez mais os mecanismos de ação da acupuntura e sua utilização clínica. A Universidade de Harvard, por exemplo, em seu consagrado Curso de Especialização em Acupuntura para Médicos, com 300 horas de treinamento, há mais de 12 anos vem construindo pontes entre o pensamento científico ocidental e a MTC. Esse tipo de iniciativa contribui para enxergarmos cada vez mais o melhor dos dois mundos – a modernidade dos novos conhecimentos científicos e a ancestralidade das técnicas de acupuntura, consagradas, sabatinadas e aprovadas por centenas de anos e milhares de pessoas.

3. A acupuntura serve para todos os problemas e para todas as pessoas?

Não, e isso não é exclusivo do tratamento por acupuntura. Não existe nenhum procedimento médico ou medicação que sirva para todos os problemas ou pessoas. Ao avaliar um paciente, levamos em conta muitos fatores para concluir se o caso em questão pode ou não ser abordado com o uso da acupuntura. Caso haja indicação, evoluímos nesse raciocínio para definir se o emprego da acupuntura será tratamento prioritário e único ou se a utilizaremos como tratamento coadjuvante e complementar a outras intervenções médicas.

O primeiro passo para essa cadeia de decisões é a correta elucidação do diagnóstico médico. Para tanto, utilizamos os recursos diagnósticos disponíveis, inclusive encaminhando o paciente a outros especialistas, se necessário. O objetivo é ter clareza diagnóstica e avaliar com bom senso o leque de possibilidades terapêuticas para cada caso. Concomitante a isso, por meio de propedêutica e exame físico específico, procura-se discernir as características do quadro clínico do paciente segundo a visão da MTC. Assim, delineamos o panorama integral do paciente.

Vamos recordar que a MTC define síndromes e padrões de desarmonia que caracterizam sintomas que, em conjunto, não têm delimitação precisa pela medicina ocidental. Assim, acabam sendo consideradas doenças psicossomáticas ou desvalorizadas por uma parcela dos médicos, pois parecem não ter origem orgânica típica. Existem protocolos específicos da acupuntura para abordar esses problemas.

Fatores psicológicos também contam quando analisamos as indicações. Quando a pessoa não está predisposta ao tratamento – por descrença na técnica e/ou desânimo com a doença –, vai atrás desse recurso por indicação de um médico de outra especialidade e, mesmo depois de uma conversa franca a respeito do método, não se sente estimulado a experimentar, não vale a pena insistir na indicação.

Observações clínicas de diversos autores demonstram que alguns indivíduos reagem melhor ao tratamento por acupuntura que outros. Ainda não estão elucidadas completamente as razões para essa diversidade de respostas, mas se supõe que a modulação da resposta do corpo ao tratamento dependa de vários fatores, como herança genética, o estado geral de saúde (potencial de homeostase e autocura), a bioquímica cerebral, a idade cronológica e biológica, o estilo de vida e o histórico de doenças. Importante notar que o potencial de resposta também tem caráter dinâmico, melhorando à medida que assumimos o cuidado com a saúde e piorando quando abusamos dela.

E, assim como há pessoas que reagem melhor que outras, há patologias que respondem melhor que outras. Isso depende de variáveis como tecidos acometidos, cronicidade da doença e virulência do organismo invasor, entre outros.

Exemplo: uma dor nas costas por contratura muscular costuma responder melhor, em uma ou duas sessões, que uma dor causada pela irritação da raiz nervosa comprimida por uma hérnia de disco. A gravidade da inflamação da raiz do nervo interfere parcialmente na transmissão dos impulsos nervosos e, portanto, limita a técnica da acupuntura.

Dica de ouro! Há centenas de anos os médicos chineses já chamavam a atenção para os cuidados integrais da saúde. Fatores como qualidade da alimentação, descanso, sono, atividade física e higiene eram valorizados da mesma forma que a qualidade de nossos pensamentos e emoções, assim como de nossas relações interpessoais.

Embora a OMS reconheça a eficácia do tratamento para mais de 40 doenças (veja a resposta anterior), a lista da Medicina Tradicional Chinesa elenca mais de 300 patologias. O entendimento da acupuntura, pela visão ocidental, ainda tem um largo caminho a percorrer.

4. Há contraindicação para a acupuntura?

Sim. Entretanto, a vasta maioria das contraindicações é relativa.

A primeira contraindicação é iniciar qualquer tratamento sem ter um diagnóstico médico ocidental definido. Com todos os recursos diagnósticos atuais, é inconcebível não diagnosticar a causa etiológica dos sinais e sintomas apresentados pelo paciente antes de propor qualquer tipo de tratamento, inclusive acupuntura. A falta de um diagnóstico correto desperdiça tempo e dinheiro. Por exemplo: uma dor crônica na coluna dorsal sem o devido diagnóstico etiológico pode derivar, na maioria dos casos, de uma simples musculatura inflamada e tensa aliada a má postura e sedentarismo. Porém, também pode se tratar, entre inúmeras outras causas, de uma dor de causa infecciosa, como mal de Pott (tuberculose óssea da coluna) em estágio inicial. O tratamento exigirá uso de antibióticos por um longo período, colete de sustentação e exercícios fisioterápicos. Trata-se de um caso típico de iatrogenia por falta de diagnóstico. A acupuntura, como tratamento único nesse caso, só mascararia os sintomas e postergaria o correto tratamento de base. Porém, uma vez feito o diagnóstico correto e instaladas as medidas terapêuticas adequadas, a acupuntura pode ser usada como tratamento coadjuvante, contribuindo para o alívio sintomatológico do quadro doloroso e da contratura muscular de defesa (reflexa) ao processo infeccioso ósseo, além de estimular a homeostase multidimensional do paciente.

Evitamos, como protocolo de segurança, utilizar as técnicas de acupuntura em pacientes com alterações significativas do sistema imunológico. Indivíduos submetidos à quimioterapia mielossupressiva, por exemplo, devem evitar a técnica até que sejam restabelecidos níveis seguros de imunidade. O mesmo vale para pacientes com infecções sistêmicas graves e sepse.

Naqueles com marca-passo ou desfibriladores cardíacos implantáveis é contraindicado o uso de eletroacupuntura pelo risco de interferência nesses aparelhos.

Avaliamos com muito critério, como contraindicação parcial, pesando risco e benefícios, o uso da acupuntura em pacientes suscetíveis ao desenvolvimento de endocardite. Nunca proponho acupuntura a eles sem antes discutir o caso com seu cardiologista e seguir as diretrizes de segurança daquele especialista.

Em pacientes com distúrbios de coagulação e uso de anticoagulantes, sempre tomamos cuidado redobrado e adaptamos os procedimentos de acupuntura. Optamos, assim, por uma aplicação "leve", com escolha de agulhas mais finas e menores, manipulação suave e uso de menos agulhas. Lembremos que as agulhas usadas na acupuntura são bem menos espessas que aquelas rotineiramente utilizadas em punção venosa e outros procedimentos a que muito desses pacientes são submetidos.

Em grávidas, a contraindicação usual é evitar o uso de eletroacupuntura. Além disso, também respeitamos a contraindicação de punctura de acupontos citados em textos clássicos da técnica. Hoje, muitos autores questionam a necessidade de evitar a maioria dos acupontos contraindicados ancestralmente. Particularmente, minha postura é de continuar não utilizando esses pontos durante a gestação.

Existem ainda contraindicações para o uso localizado de acupuntura em regiões do corpo acometidas por infecção local, lesões e ulcerações na pele, além de tumorações cuja origem desconhecemos. A punctura nesses locais pode levar a uma piora do quadro e não há sentido em correr riscos desnecessários. É fundamental, também, que as técnicas de punctura, como profundidade, espessura e número de agulhas, além da intensidade de manipulação da agulha, sejam realizadas corretamente nas diferentes regiões do corpo.

Outro fator que costuma constituir contraindicação parcial é o temor da dor ou de agulhas, pois o medo intenso inibe parcialmente a resposta de relaxamento que o método provoca. A boa notícia é que isso pode ser trabalhado.

Exemplo: muitos dos meus pacientes mais antigos tinham verdadeiro pavor de agulha. Até porque, antes de conhecer o método, achavam que a sensação de perfuração pelas agulhas de acupuntura era equivalente à de tomar uma injeção. Porém, eles também tinham vontade de experimentar, pois acreditavam na técnica. Sempre explico que as agulhas de acupuntura são incomparavelmente mais finas e deveras flexíveis. Por meio de uma boa técnica de inserção e da estimulação adequada que evocam, elas podem ser tranquilamente administradas. Nesses casos, começo trabalhando de maneira bem superficial, para que cada paciente se acostume com as sensações e compreenda as reações provocadas pelas agulhas. A "contraindicação" inicial acabou sendo revertida e há anos eles se beneficiam da acupuntura.

Dica de ouro! Por meio de uma conversa franca e detalhada entre o profissional e o paciente, as principais dúvidas sobre o método podem ser sanadas. A sinceridade e a transparência na relação médico-paciente são primordiais para um bom prognóstico das sessões. Grande parte das contraindicações é parcial e pode ser administrada com bom senso, perícia e confiança mútua.

5. Como é uma primeira sessão de acupuntura?

Assim como em qualquer outra consulta, a primeira sessão de acupuntura é o momento de realizar o diagnóstico, identificar o quadro clínico funcional do paciente e elaborar uma linha de tratamento. É fundamental que o profissional avalie o caso de maneira holística, ou seja, pensando em todos os aspectos biopsicossociais, a fim de identificar se a acupuntura, por si só, poderá tratar a patologia ou se será preciso recomendar outros tratamentos.

Quase sempre, após o diagnóstico preciso da patologia de acordo com a ótica ocidental, o médico faz uma anamnese dirigida segundo a MTC, procurando explorar pontos que elucidem o padrão de desarmonia e caracterizem o paciente do ponto de vista energético. Analisam-se, então, o pulso e a língua, que fornecem informações preciosas sobre a situação do organismo. A palpação em pontos específicos do tórax e do abdome também oferecem informações sobre o equilíbrio energético dos meridianos de acupuntura. O médico aproveita para sanar todas as dúvidas do paciente e, sobretudo, para entender os medos que este carrega.

A primeira sessão pode incluir ou não a primeira aplicação de agulhas, já que não é recomendável iniciar um tratamento enquanto o diagnóstico não for definido. Além disso, é fundamental que o paciente tenha compreendido bem o que esperar do tratamento.

Particularmente, procuro primeiro explicar a visão ocidental e, na sequência, esclarecer como isso é entendido na visão oriental. Acredito que, dessa forma, o paciente consegue visualizar melhor a sua patologia e compreender como a acupuntura atuará em seu organismo.

Dica de ouro! É comum não sentir diferença na primeira ou segunda sessão, enquanto aquele seu amigo que indicou o profissional disse ter melhorado logo na primeira agulhada! Isso pode variar de pessoa para pessoa e de doença para doença. A acupuntura não funciona como um remédio que seda ou elimina o sintoma de uma hora para outra, sobretudo em caso de doenças crônicas. É um processo que exige maior dedicação, mas, em compensação, pode brindar com resultados duradouros, atuando em todas as esferas (física, mental, emocional e energética).

6. Como a acupuntura alivia a dor?

A acupuntura promove uma modulação em vários sistemas do nosso organismo, especialmente os sistemas Nervoso Central e Periférico e Endócrino, com efeitos sobre neurotransmissores e neuromoduladores, estimulando a homeostase do organismo. Essas reações de equilíbrio orgânico (homeostase) são geneticamente programadas e, pela imensa complexidade de todas as variáveis envolvidas, precisaremos ainda trilhar um longo caminho para entender com clareza a interação entre todos os elementos envolvidos no processo.

Entretanto, o razoável corpo de investigação atual consegue, ao menos, esclarecer em linhas gerais como a acupuntura produz o alívio da dor. Vale saber que a maioria dos trabalhos experimentais foi feita em animais e visou ao alívio da dor em curto prazo. Em suma, as pesquisas realizadas até agora foram suficientes para levar a acupuntura do "mundo místico" ao patamar de "ciência séria".

Exemplo: há evidências significativas de que a acupuntura promove: a) relaxamento e melhoria da circulação sanguínea nos músculos em que está inserida a agulha; b) mudanças fisiológicas nas estruturas que partem dos nervos perto da agulha e percorrem todo o caminho até o córtex superior; c) alterações, entre outros, na circulação e em hormônios locais, citocinas, neurotransmissores e marcadores bioquímicos do corpo.

Dica de ouro! Muitos falam de "anestesia por acupuntura", mas o nome correto é hipoalgesia, que corresponde à diminuição de dor.

7. Acupuntura dói?

Depende. Aplicações superficiais costumam ser muito bem toleradas. A maioria das agulhas de acupuntura é feita de aço inoxidável. Atualmente, encontramos agulhas com uma variedade muito grande de comprimento (entre 20 mm e 60 mm) e espessura (0,12 mm e 0,30 mm). A sensação costuma ser de leve pressão e, em alguns casos, sente-se um rápido "choquinho". A maioria dos pacientes, após algumas sessões, fica completamente relaxada e imersa no ambiente terapêutico da acupuntura, relatando sensações de calma e vitalidade. Alguns inclusive afirmam que a sensação é prazerosa e lhes traz relaxamento imediato.

Entretanto, há pontos e técnicas em que é necessário fazer uma estimulação mais intensa e em planos mais profundos, provocando uma pequena dor que irradia e pode dar a sensação de câimbra e discreto choque.

Exemplo: Um dos tipos de lombalgia com irradiação para o nervo ciático, denominada síndrome do piriforme, é causado por uma compressão do músculo piriforme sobre o nervo. Para acessar a anatomia desse músculo profundo que está contraído e, muitas vezes, inflamado, utilizamos agulhas mais compridas. Em alguns casos, faz-se necessária uma estimulação mais vigorosa a fim de buscar um efeito analgésico mais potente.

Dica de ouro! Não se preocupe. O bom profissional não vai "forçar a barra" e, portanto, analisará sua resistência à dor para indicar ou não aplicações mais vigorosas. Ele garantirá que você se beneficie de acupuntura buscando a medida certa entre a técnica e sua condição. Esse equilíbrio é a chave para o sucesso de qualquer tratamento.

8. Quanto tempo dura a aplicação da agulha?

Normalmente, as sessões levam de 30 a 40 minutos e, dependendo do caso, até um pouco mais. O processo é realizado em um ambiente sereno e leva em consideração, além do tipo da patologia que está sendo tratada, os traços psicológicos do paciente. É fundamental que este relaxe e entre em ressonância com o procedimento, pois a aplicação de agulhas procura evocar o reequilíbrio orgânico e o realinhamento energético (nos seus componentes físico, emocional, mental e metabólico). Em uma sessão de 30 a 40 minutos, pode-se, dependendo do caso, inserir estímulos mais curtos e menos duradouros em outras regiões do corpo para complementar a técnica principal. Em cidades como São Paulo, onde o trânsito normalmente é um fator de estresse, precisamos criar um ambiente terapêutico de acolhimento e tranquilidade para contrastar com a agitação de quem vem lutando no trânsito selvagem.

Exemplo: em algumas patologias advindas do estresse costumamos, na primeira parte da sessão, agulhar a região dorsal por dez minutos e, em seguida, agulhar a região ventral do corpo por mais 20 a 30 minutos.

Dica de ouro! Vá às sessões com roupas confortáveis e soltas e procure imergir no ambiente terapêutico ancestral da acupuntura. O intuito é criar um espaço para relaxar e fortalecer a interação da unidade mente-corpo. Desse modo maximizamos as condições para que o organismo reaja de forma harmoniosa às intervenções realizadas pela acupuntura.

9. Há diferentes tipos de agulha?

Sim. Existem agulhas de diversos tamanhos e modelos, escolhidas de acordo com a patologia a ser tratada. A literatura clássica descreve nove tipos de agulha, que vão da *Chan* (nº 1), "agulha com ponta de flecha", destinada às picadas superficiais, à *Huo* (nº 9), "agulha de fogo", bastante longa e usada, por exemplo, para tratar alguns casos de artrite.

Esses nove tipos ainda são utilizados, sobretudo na China. Porém, mundialmente, o tipo mais usado é a agulha filiforme, que tem enorme variedade de espessuras e comprimentos.

Como o nome sugere, essa agulha parece um fino fio de metal, com dimensões que variam de 0,12 mm a 0,30 mm de espessura e de 2,5 cm a 6 cm de comprimento. Elas são produzidas em aço já esterilizado de fábrica e, de acordo com a legislação brasileira, devem ser descartáveis.

Durante uma sessão regular, são inseridas – na maioria dos casos – de oito a 15 agulhas através da pele, a uma profundidade que varia de 5 mm a alguns centímetros, dependendo do ponto.

Dica de ouro! A escolha da agulha e a profundidade a que ela será inserida têm como intuito adequar a punctura ao ponto de acupuntura escolhido. Para tanto, são utilizadas agulhas apropriadas e proporcionais ao estímulo que pretendemos realizar.

10. Em que pontos as agulhas são aplicadas?

A acupuntura se baseia na técnica de estimular pontos específicos para melhorar o fluxo de energia (o *Qi*). Segundo a MTC, esses pontos não são aleatórios e estão distribuídos ao longo dos meridianos. Existem também muitos outros pontos, denominados pontos-extra, fora do trajeto dos meridianos. A denominação chinesa para os pontos de acupuntura é "transporte" e "orifício", referindo-se aos locais onde o Chi pode ser acessado.

Sabemos hoje que os pontos de acupuntura têm atividade bioelétrica peculiar em relação aos tecidos à sua volta. Apresentam potencial elétrico distinto, com aumento da condutibilidade e diminuição da resistência elétrica. Correspondem, em grande parte, aos chamados pontos motores musculares, nos quais a transmissão elétrica é facilitada. Podem tornar-se sensibilizados ou dolorosos em consequência de processos patológicos que ocorrem distante dali ou de processos localizados na região em que se encontram. Um ponto de acupuntura geralmente tem um feixe neurovascular próprio, que o distingue do tecido circundante, e costuma ser bastante sensível à palpação. Segundo a MTC, há cerca de 365 pontos de acupuntura (ou acupontos) e mais de 2 mil extras. A ideia é que, com a inserção das agulhas nesses locais, a intercomunicação biológica seja facilitada, bem como o estímulo para o equilíbrio homeostático do organismo.

Dica de ouro! Os pontos de acupuntura foram descritos pelos chineses ao longo dos séculos e nomeados conforme características que variavam de particularidades de sua localização anatômica a metáforas de suas funções na MTC. Esses nomes, desde os primórdios da difusão da acupuntura para outros países, confundiam os ocidentais. Por isso houve a necessidade de padronização: hoje, os pontos são descritos por uma letra maiúscula e um número. Os pontos IG4 e F3, por exemplo, significam, respectivamente, o quarto ponto do meridiano intestino grosso e o terceiro ponto do meridiano do fígado.

11. Por que a aplicação de agulhas na orelha é tão comum na acupuntura?

Segundo alguns métodos de acupuntura, o corpo é espelhado em miniatura em vários lugares. A orelha é o "espelho" mais conhecido, mas há outros, como o couro cabeludo e o primeiro metacarpo, na mão.

A chamada acupuntura auricular apareceu pela primeira vez em descrições de 1856, tanto na China quanto na França, que revelaram diagnósticos e tratamento de doenças por meio da perfuração ou estimulação de alguns pontos específicos nas orelhas. Naquele ano, chineses mostraram que pacientes com dores de garganta foram tratados com sucesso com acupuntura auricular em uma estação de saúde rural.

A partir da década de 1950, o médico francês Paul Nogier, de Lyon, desenvolveu a técnica, realizando estudos que se tornaram referência para um melhor entendimento, na ótica ocidental, do tema. Ele mapeou os pontos auriculares correlacionando características da anatomia local, que apresenta uma intrincada rede de nervos e, de forma reflexa, tem correspondência com diferentes partes do cérebro e com partes remotas do corpo. Assim como a acupuntura no restante do corpo, a auricular busca pontos reativos para ser tratados por agulhagem. Nesse caso, porém, os pontos correspondem a órgãos e funções do corpo. A aplicação deve ser realizada com extremo cuidado e evitando a perfuração da cartilagem.

Exemplo: há um considerável interesse na utilização da acupuntura para o tratamento de pacientes dependentes de drogas, álcool, tabaco ou com transtornos alimentares. A orelha é o local mais agulhado para essa finalidade. Um ponto comumente utilizado é o *Shenmen* ("a porta divina"), que promove ação regulatória geral e diminui a ansiedade.

Dica de ouro! É comum manter os pontos auriculares estimulados por cerca de uma semana a dez dias, com as chamadas agulhas semipermanentes. Bem pequenas, elas ficam locadas como microanzóis nos diferentes pontos da orelha e esteticamente presas com diminutos adesivos cor da pele.

12. Quantas sessões são necessárias para eu me curar?

Não existe um número determinado de sessões, já que cada organismo reage de uma forma diferente. Mas sempre deixo claro que o objetivo não é "fazer sessões até funcionar". Consideramos uma média de dez a 20 sessões para reavaliar cada caso.

Vale frisar que o ritmo da melhora com a acupuntura deve ser considerado tendo em conta a capacidade do organismo de processar e transformar os estímulos, além do tipo de patologia, que pode ter um prognóstico melhor ou pior. Além disso, por ser uma técnica que depende de um operador, a perícia e habilidade do médico acupunturista ao agulhar o conjunto de pontos mais adequados para aquela patologia são fundamentais para os melhores resultados.

E o mais importante para mim é que o paciente inicie o tratamento tendo claro o que é esperado em relação ao quadro clínico de sua patologia. O protocolo de pontos utilizado nas sessões é readequado conforme a evolução do paciente durante o tratamento. A frequência das sessões também varia: em geral, as primeiras sessões são realizadas de duas a três vezes por semana e, com o tempo, tornam-se quinzenais.

Exemplo: em uma pessoa com dor crônica, o Sistema Nervoso Central, que faz a recepção da dor no cérebro, se desestabiliza em relação à recepção daquela dor, levando à desregulação da química cerebral. Por isso dizemos que a dor crônica passa a ser uma doença por si só. Nesse caso, a acupuntura atuará segundo um programa de abordagem ampla da doença, que poderá envolver a associação com outros tratamentos concomitantes.

Dica de ouro! Quando iniciar um tratamento, tire todas as suas dúvidas em relação ao que é esperado da acupuntura... e comprometa-se! Afinal, o profissional "orienta" o processo, mas é o paciente quem se cura.

13. Como saber se o resultado foi atingido?

Os parâmetros da melhora são de ordem objetiva e subjetiva. Objetivamente, o paciente precisa avaliar se o desequilíbrio ou a patologia foi minimizado ou curado. Subjetivamente, tem de analisar se está se sentindo melhor, mais disposto ou mais equilibrado. A grande questão é se sua qualidade de vida está melhor. Considerando um aspecto importante como a dor, ainda não existem instrumentos objetivos que permitam medir suas mudanças de natureza e intensidade com exatidão. A dor em si é um fenômeno que tem um componente subjetivo – só o paciente pode quantificá-la.

A solução é parametrizar, utilizando, por exemplo, uma escala de zero a dez em que o paciente determina a intensidade da dor. Consideramos ainda a frequência (segundos, minutos ou horas) e a recorrência (de tempos em tempos, com algum movimento específico etc.).

Uma ferramenta muito útil para o paciente é criar um "diário" do tratamento, para que ele não se esqueça das alterações ocorridas, da percepção da dor naquele momento, da qualidade do sono, dos remédios utilizados etc.

E, para a medicina tradicional, mais importante do que a escala de dor é avaliar a função, sobretudo em doenças crônicas. Nesses casos, não buscamos a "dor zero", pois há quadros em que a pessoa não conseguirá liquidar a dor – nem com acupuntura, nem com outra terapia. Nosso foco, portanto, é a melhora da vitalidade, ou seja, da disposição, do sono, do humor, da energia e, sobretudo, da qualidade de vida. Almejamos ainda que, mesmo com sequelas, o paciente recupere as funções perdidas devido à patologia.

De forma alegórica, buscamos reequilibrar o Qi de cada indivíduo. Afinal, a acupuntura trabalha com a ideia de homeostase, ou seja, o conjunto de adaptações orgânicas geneticamente programadas. Portanto, quando uma parte do organismo se reequilibra, a tendência é que o corpo todo, física, mental e emocionalmente, siga a mesma tendência.

Exemplo: paciente idosa, com dor crônica no ombro por um quadro de osteoartrose associada à lesão no manguito rotador e impossibilitada de realizar procedimento cirúrgico corretivo. O quadro físico está relacionado com alterações na biomecânica da articulação, com diminuição dos movimentos, desequilíbrio muscular e limitação das funções no dia a dia. Aliado a isso, ela apresentava um quadro de desânimo geral, deflagrado pelas dificuldades impostas pela doença. A acupuntura, associada a outros tratamentos, como exercícios terapêuticos e técnicas de autorrelaxamento, permitiu uma melhor adaptação à sua condição. Sua rotina tornou-se o mais próximo possível do normal e ela voltou a realizar atividades prazerosas que abandonara. Ao mesmo tempo, a qualidade de seu sono melhorou e ela se sentiu muito mais energizada.

Dica de ouro! Costumo comparar a dor crônica com um pêndulo oscilando. Ele não vai parar de uma hora para outra. Sua velocidade e frequência vão diminuindo conforme a atuação sobre o pêndulo, e busca-se que ele se detenha o máximo possível.

14. Corro algum risco ao fazer acupuntura?

Como em qualquer outro procedimento invasivo, certos riscos inevitavelmente estarão presentes. Entretanto, a acupuntura é uma técnica muito segura, desde que se cumpram os requisitos de segurança preconizados para essa classe de procedimentos. As técnicas de acupuntura são variáveis e envolvem uma gama de possibilidades de inserção de agulhas em locais, planos de profundidade e tecidos distintos.

Quando conduzida por um profissional experiente, com conhecimento técnico adequado, os riscos são baixíssimos, de pequenas consequências e facilmente administrados. Para se ter uma ideia, os riscos na realização de acupuntura são menores do que os de tomar um remédio anti-inflamatório não esteroide convencional. É fundamental saber indicar e também "não indicar" a acupuntura. Existem situações e patologias para as quais a acupuntura não está indicada e sua utilização será perda de energia e tempo. Além disso, os profissionais competentes não utilizam a acupuntura para mascarar sintomas e retardar o diagnóstico correto de uma patologia que deveria estar sendo tratada, por exemplo, com antibióticos.

Há relatos de tontura, sudorese, náuseas e, até mesmo, de escassas síncopes passageiras. Essas reações, em geral, são logo contornadas, não provocam danos posteriores ao paciente e são descritas, na maioria dos casos, como uma reação vasovagal em que o componente emocional desencadeia uma reação de desmaio passageiro (similar a de quem desmaia ao ver sangue). Há relatos na literatura de acupuntura praticada por pessoal despreparado, sem a mínima noção do que está sendo feito, que provocou infecções por vírus ou bactérias, danos nos nervos ou lesões acidentais de órgãos. No entanto, episódios como esses são evitados pela realização correta e segura do procedimento. Casos de otite externa e pericondrite (infecção da cartilagem da orelha) também foram descritos como resultado da acupuntura auricular inadequada, por imperícia profissional.

Exemplo: um risco mínimo do qual nenhum profissional está livre é a ocorrência de pequenos hematomas, sobretudo em quem tem pele bem clara e/ou fragilidade capilar ou está tomando anticoagulante. Mas isso é facilmente detectável, explicado ao paciente e não causa nenhum tipo de problema, exceto a questão estética local passageira. Em alguns dias essas pequenas manchas roxas desaparecem.

Dica de ouro! Apenas 50 casos de complicações graves provocadas por acupuntura foram observados nos Estados Unidos em um período de 20 anos. A maioria dessas complicações, como pneumotórax (acúmulo de ar na cavidade pleural, entre os pulmões e as costelas) e migração de fragmentos de agulhas quebradas sob a pele, é improvável se o profissional é qualificado e utiliza material de boa qualidade.

Referências

ANDERSON, S.; LUNDEBERG, T. "Acupuncture – From empiricism to science: functional background to acupuncture effects in pain and disease". *Medical Hypotheses*, v. 45, n. 3, set. 1995, p. 271-81.

ARAUJO, R. A. T. *Tratamento da dor na fibromialgia com acupuntura*. Tese (doutorado em Medicina) – Universidade de São Paulo, São Paulo (SP), 2007.

ASHER, S. N. *Pontos-gatilho: uma abordagem concisa*. São Paulo: Manole, 2008.

ASTIN, J. A. "Why patients use alternative medicine: results of a national study". *JAMA*, v. 279, 1998, p. 1548-53.

AUDETTE, J. F.; RYAN, A. H. "The role of acupuncture in pain management". *Physical Medicine and Rehabilitation Clinics of North America*, v. 15, n. 4, nov. 2004, p. 749-72.

BALDRY, P. E. *Acupuncture, trigger points e musculoskeletal pain*. 3. ed. Londres: Elsevier, 2005.

BARNES, P. M. *et al.* "Complementary and alternative medicine use among adults: United States, 2002". *Advance Data*, v. 343, 27 maio 2004, p. 1-19.

BARROS, J. "¿Qué es la medicina integrativa?" Disponível em: <http://medicinaintegrativa.us/?cat=9>. Acesso em: 26 abr. 2017.

BEAU, G. *Acupuntura: la medicina china*. Barcelona: Martínez Roca, 1975.

BERMAN, B. M. et al. "Effectiveness of acupuncture as adjunctive therapy in osteoarthritis of the knee: a randomized, controlled trial". *Annals of Internal Medicine*, v. 141, n. 12, dez. 2004, p. 901-10.

CAMPBELL, A. *Acupuncture in practice: beyond points and meridians*. Edimburgo: Elsevier, 2001.

CAMPIGLIA, H. *Psique e medicina tradicional Chinesa*. São Paulo: Roca, 2005.

CHAITOW, L. *O tratamento da dor pela acupuntura*. São Paulo: Manole, 1984.

CHANG, P. *Practical Chinese Tuina therapy*. Pequim: New World Press, 2004.

CHANG, R; CHUNG, P. H.; ROSENWAKS, Z. "Role of acupuncture in the treatment of female infertility". *Fertility and Sterility*, v. 78, n. 6, dez. 2002, p. 1149-53.

CHEN, E. *Cross-sectional anatomy of acupoints*. Hong Kong: Churchill Livingstone, 1995.

CHO, Z. H. et al. "Neural substrates experimental evidences and functional hypothesis of acupuncture mechanisms". *Acta Neurologica Scandinavica*, v. 113, n. 6, jun. 2006, p. 370-77.

CRITCHLEY, J. A. et al. "Alternative therapies and medical science: designing clinical trials of alternative/complementary medicines – Is evidence-based traditional Chinese medicine attainable?" *The Journal of Clinical Pharmacology*, v. 40, n. 5, maio 2000, p. 462-67.

DORIA, M. C. S.; LIPP, M. E. N.; SILVA, D. F. "O uso da acupuntura na sintomatologia do estresse". *Psicologia: Ciência e Profissão*, Brasília, v. 32, n. 1, 2012.

Dossey, L. "How should alternative therapies be evaluated? An examination of fundamentals". *Alternative Therapies in Health & Medicine*, v. 1, n. 2, maio 1995, p. 79-85.

Dunning, B. "Mao's barefoot doctors: the secret history of Chinese medicine". Skeptoid Podcast, 24 maio 2011. Disponível em: <https://skeptoid.com/episodes/4259>. Acesso em: 25 abr. 2017.

Duran, J. C. "Bases científicas de la medicina integrativa". s/d. Site Terapia Integrativa. Disponível em: <https://evolucionando.wordpress.com/2015/02/23/las-bases-cientificas-de-la-medicina-integrativa-porque-tratamientos-no-agresivos-pueden-ser-tan-eficaces- como-los-habituales/>. Acesso em: 26 abr. 2017.

Ernst, E. "Prevalence of use of complementary/alternative medicine: a systematic review". *Bulletin of the World Health Organization*, v. 78, n. 2, 2000, p. 252-57.

_____. "Acupuncture: a critical analysis". *Journal of Internal Medicine*, v. 259, n. 2, fev. 2006, p. 125-37.

Focks, C. *Atlas de acupuntura*. São Paulo: Manole, 2005.

Frank, B. L. *Auricular medicine and auricular therapy: a practical approach*. Indiana: AuthorHouse, 2007.

Gongwang, L. (org.). *Clinical acupuncture & moxibustion*. Tianjin: TSTTPC, 1996.

Harvard Medical School. "The international structural course for physicians", anotações particulares em classe.

Helms, J. M. "An overview of medical acupuncture". *Alternative Therapies*, v. 4, n. 3, maio 1998.

Helms, J. M. *The art and value of medical acupuncture*. Dissertação para obter o título de especialista em Medicina Integrativa, Holos University, Califórnia, 2005.

Hicks, A.; Hicks, J.; Mole, P. *Five element constitutional acupuncture*. Oxford: Elsevier Limited, 2004.

HOLLANDA, H. B. de; GONÇALVES, M. A. *Cultura e participação nos anos 60*. 10. ed. São Paulo: Brasiliense, 1999.

HOPWOOD, V.; LEWITH, G. "Acupuncture trials and methodological considerations". *Clinical Acupuncture and Oriental Medicine*, v. 3, 2003, p. 192-99.

HUI, K. K. *et al.* "Harmonizing traditional Chinese and modern medicine: a perspective from the US". In: *Traditional and modern medicine: harmonizing the two approaches*. Pequim: ONU, dez. 1999. Disponível em: <https://cewm.med.ucla.edu/wp-content/uploads/1999HuiKHarmonizingTCM-MWMPerspectiveUS.pdf>. Acesso em: 30 maio 2017.

_____. "Acupuncture modulates the limbic system and subcortical gray structures of the human brain: evidence from fMRI studies in normal subjects". *Human Brain Mapping*, v. 9, n. 1, 2000, p. 13-25.

_____. "Introducing integrative East-West medicine to medical students and residents". *The Journal of Alternative and Complementary Medicine*, Santa Mônica, v. 8, n. 4, 2002, p. 507-15.

JAHNKE, R. *A promessa de cura do Qi*. São Paulo: Cultrix, 2005.

JIN, G.; JIN, J. X.; JIN, L. L. *Contemporary medical acupuncture: a systems approach*. Pequim: Higher Education Press, 2007.

JONAS, W. B. (org.). *Essentials of complementary and alternative medicine*. Baltimore: Lippincott Williams & Wilkins, 1999.

JUNYING, G. *et al. Selecting the right acupoints*. Pequim: New World Press, 2001.

KAPTCHUK, T. J. *Medicina china: una trama sin tejedor*. Barcelona: La Liebre de Marzo, 1995.

_____. "The double-blind, randomized, placebo-controlled trial: gold standard or golden calf?" *Journal of Clinical Epidemiology*, v. 54, n. 6, jun. 2001a, p. 541-49.

_____. "Varieties of healing 1: medical pluralism in the United States". *Annals of Internal Medicine*, v. 135, n. 3, ago. 2001b, p. 189-95.

_____. "Acupuncture: theory, efficacy, and practice". *Annals of Internal Medicine*, v. 136, n. 5, mar. 2002, p. 374-83.

_____. "The placebo effect in alternative medicine: can the performance of a healing ritual have clinical significance?" *Annals of Internal Medicine*, v. 136, n. 11, jun. 2002, p. 817-25.

KAPTCHUK, T. J.; EDWARDS, R. A.; EISENBERG, D. M. "Complementary medicine: efficacy beyond the placebo effect". In: ERNST, E. (org.). *Complementary medicine: an objective appraisal*. Oxford: Butterworth Heinemann, 1996.

KELNER, M.; WELLMAN, B. "Health care and consumer choice: medical and alternative therapies". *Social Science & Medicine*, v. 45, n. 2, jul. 1997, p. 203-12.

LAO, L. "Safety issues in acupuncture". *Journal of Alternative and Complementary Medicine*, v. 2, n. 1, ago. 2007, p. 27-31.

LAO, L. et al. "Assessing clinical efficacy of acupuncture: considerations for designing future acupuncture trials". In: STUX, G.; HAMMERSCHLAG, R. (orgs.). *Clinical acupuncture: scientific basis*. Nova York: Springer, 2001.

LEE, M. H. M.; LIAO, S. J."Acupuncture in physiatry". In: KRUSEN, F. H.; KOTTKE, F. J.; LEHMANN, J. F. (orgs.). *Krusen's handbook of physical medicine and rehabilitation*. Filadélfia: Saunders, 1990.

LIANG, G. M. *Acupuntura chinesa e moxabustão*. São Paulo: Roca, 2001.

LIANZA, S. *Medicina de reabilitação*. 4. ed. Rio de Janeiro: Guanabara Koogan, 2007.

LIHONG, Z. C. C. *Prescriptions of Chinese acupuncture and moxibustion*. Xangai: Shanghai University of Traditional Chinese Medicine Press, 2006.

LIN, C. A.; HSING, W. T.; PAI, H. J. "Acupuntura: prática baseada em evidências". *Revista de Medicina*, São Paulo, v. 87, n. 3, 2008, p. 162-65.

LUZ, M. T. "Cultura contemporânea e medicinas alternativas: novos paradigmas em saúde no fim do século XX". *PHYSIS: Revista Saúde Coletiva*, Rio de Janeiro, v. 15 (suplemento), 2005, p. 145-76.

LYON, M. L. "Order and healing: the concept of order and its importance in the conceptualization of healing". *Medical Anthropology*, v. 12, n. 3, ago. 1990, p. 249-68.

MA, Y.; MA, M.; CHO, Z. H. *Acupuntura para controle da dor: um enfoque integrado*. São Paulo: Roca, 2006.

MACIOCIA, G. *Os fundamentos da medicina chinesa*. São Paulo: Roca, 1994.

MACPHERSON, H. et al. "Standards for reporting interventions in controlled trials of acupuncture: the Stricta recommendations". *The Journal of Alternative and Complementary Medicine*, v. 8, n. 1, fev. 2002, p. 85-89.

MACPHERSON, H.; THOMAS, K. "Short-term reactions to acupuncture – A cross-sectional survey of patient reports". *Acupuncture in Medicine*, v. 23, n. 3, set. 2005, p. 112-20.

MATSUMOTO, K.; EULER, D. *Kiiko Matsumoto's clinical strategies*. v. 1 e 2. Hanover: J&R Graphics, 2012.

MAYER, D. J. "Biological mechanisms of acupuncture". *Progress in Brain Research*, v. 122, 2000, p. 457-77.

MENSE, S.; SIMONS, D. G. *Muscle pain: understanding its nature, diagnosis and treatment*. Filadélfia: Lippincott, Williams & Wilkins, 2001.

NAHIN, R. L.; STRAUS, S. E. "Research into complementary and alternative medicine: problems and potential". *The British Medical Journal*, v. 322, n. 7279, jan. 2001, p. 161-64.

NATIONAL INSTITUTE OF HEALTH. *Consensus Development Conference – Acupuncture*, 3-5 nov. 1997.

NIEMTZOW, R. C. "Battlefield acupuncture". *Medical Acupuncture*, v. 19, n. 4, nov. 2007, p. 225-28.

NOGIER, R. *Auriculoterapia ou acupuntura auricular*. São Paulo: Andrei, 2003.

OLIVETO, P. R. "Brasil tem maior incidência de depressão entre países em desenvolvimento". *Correio Braziliense*, 26 jun. 2011. Disponível em: <http://www.correiobraziliense.com.br/app/noticiaciencia-e-saude/2011/07/26interna_ciencia_saude,262696/brasil-tem-maior-incidencia-de-depressao-entre-paises-em-desenvolvimento.shtml>. Acesso em: 27 abr. 2017.

ORGANIZAÇÃO MUNDIAL DA SAÚDE. "Estratégia da OMS sobre medicina tradicional, 2002-2005". Genebra: WHO, 2005.

PAES, M. H. S. *A década de 60: rebeldia, contestação e repressão política*. 3. ed. São Paulo: Ática, 1992.

PALMEIRA, G. "A acupuntura no Ocidente". *Cadernos de Saúde Pública*, Rio de Janeiro, v. 6 n. 2, abr.-jun. 1990.

PERES, M. *Dor de cabeça: o que ela quer com você?* São Paulo: Integrare, 2008.

PROVENZA, J. R. "Fibromialgia". *Revista Brasileira de Reumatologia*, São Paulo, v. 44, n. 6, nov.-dez. 2004.

RAKEL, D. (org.). *Medicina integrativa*. 2. ed. Barcelona: Elsevier, 2009.

RAKEL, D.; WEIL, P. "Philosophy of integrative medicine". In: RAKEL, D. (org.). *Integrative medicine*. 2. ed. Filadélfia: Saunders, 2007.

RESTON, J. "Now, about my operation in Peking...". *The New York Times*, 26. jul. 1971.

SAAD, M.; VIEIRA, M. S. R.; LOURENÇO, L. "Acupuncture for inpatients in general hospitals – Special features of this service". In: SAAD, M. (org.). *Acupuncture – Clinical practice, particular techniques and special issues*. Rijeka: Intech, 2011. Disponível em:

<https:// https://www.intechopen.com/books/acupuncture-
-clinical-practice-particular-techniques-and-special-issues/
acupuncture-for-inpatients-in-general-hospitals-special-featu-
res-of-this-service>. Acesso em: 27 abr. 2017.

SCHNYER, R. N.; ALLEN, J. J. "Bridging the gap in complementary
and alternative medicine research: manualization as a means of
promoting standardization and flexibility of treatment in clinical trials of acupuncture". *Journal of Alternative and Complementary Medicine*, v. 8, n. 5, out. 2002, p. 623-34.

SHULTZ, A. M.; SHAO, S. M.; MCGINNIS, M. (orgs.). *Integrative medicine and the health of the public – A summary of the February
2009 summit*. Washington: The National Academies Press, 2009.

SOLLARS, D. W. *Acupuncture & acupressure*. Indianápolis: Alpha
Books, 2000.

SOUZA, E. F. A. A.; LUZ, M. T. "Bases socioculturais das práticas
terapêuticas alternativas". *História, Ciência, Saúde*, v. 16, n. 2,
Manguinhos, 2009, p. 393-405. Disponível em: <http://www.
scielo.br/pdf/hcsm/v16n2/08.pdf>. Acesso em: 18 abr. 2017.

STATE STANDARD OF PEOPLE'S REPUBLIC OF CHINA. *The location of
acupoints*. Pequim: Foreign Languages Press, 1990.

STREITBERGER, K.; KLEINHENZ, J. "Introducing a placebo needle
into acupuncture research". *Lancet*, v. 352, n. 9125, ago. 1998,
p. 364-65.

SUGARMAN, J.; BURK, L. "Physicians' ethical obligations regarding
alternative medicine". *JAMA*, v. 280, n. 18, nov. 1998, p. 1623-25.

TAN, G. et al. "Efficacy of selected complementary and alternative medicine (CAM) interventions for chronic pain". *Journal
of Rehabilitation Research and Development*, v. 44, n. 2, 2007,
p. 195-222.

TSUEI, W. *Roots of Chinese culture and medicine*. Califórnia: Chinese Culture Books, 1989.

U. S. FOOD AND DRUG ADMINISTRATION. "Acupuncture needles no longer investigational". *FDA Consumer, FDA Consumer*, v. 30, n. 5, jun. 1996.

VAN WEEL, C. "Examination of context of medicine". *Lancet*, v. 357, n. 9258, mar. 2001, p. 733-4.

VIEIRA, M. S. R. "Reabilitação nas lesões de partes moles". In: LIANZA, S. *Medicina de reabilitação*. 2. ed. Rio de Janeiro: Guanabara Koogan, 1994.

VIEIRA, M. S. R; BANG, G. S. "Reabilitação nas lesões do esporte". In: LIANZA, S. *Medicina de reabilitação*. 4. ed. Rio de Janeiro: Guanabara Koogan, 2007.

WEN, T. S. *Acupuntura clássica chinesa*. São Paulo: Cultrix, 2006.

WHITE, A.; ERNST, E. *Acupuntura: uma avaliação científica*. São Paulo: Manole, 2001.

WHORTON, J. C. "The history of complementary and alternative medicine". In: JONAS, W.; LEVIN, J. (orgs.). *Essentials of complementary and alternative medicine*. Baltimore: Lippincott Williams & Wilkins, 1999.

WORLD HEALTH ORGANIZATION. "Acupuncture: review and analysis of reports on controlled clinical trials". Genebra: WHO, 2003.

XINGHUA, B. *Acupuntura: el holismo visible*. Barcelona: Fundación Europea de Medicina Tradicional China, 2010.

YAMAMURA, Y. *Acupuntura tradicional, a arte de inserir*. São Paulo: Roca, 2001.

ZUARDI, Antonio W. "Fisiologia do estresse e sua influência na saúde". Disponível em: <http://rnp.fmrp.usp.br/~psicmed/doc/Fisiologia%20do%20estresse.pdf>. Acesso em: 10 jul. 2015.

Agradeço

a toda a minha família, por fazer parte do alicerce que edifica a realização dos meus sonhos;

aos amigos de longa data, cultivados com carinho;

aos meus pacientes, pela confiança depositada em mim e pelo constante estímulo para minha evolução como médico;

a todos os que participaram da minha formação acadêmica e profissional – tanto colegas como professores;

ao Hospital Israelita Albert Einstein, pelo apoio e pelo convívio em um ambiente pleno de excelência e dedicação aos pacientes;

aos profissionais competentes e dedicados da Federação Aquática Paulista (FAP), da Confederação Brasileira de Desportos Aquáticos (CBDA) e da Confederação Sul-Americana de Natação (Consanat), que me abriram as portas há mais de vinte anos;

aos meus senseis, grandes referências na minha história de vida e fonte de inspiração;

à equipe da Cabrun!, pelas valiosas orientações durante a realização deste livro;

à equipe da MG Editores, pela oportunidade de integrar seu valoroso quadro de autores.

www.gruposummus.com.br

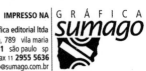

IMPRESSO NA
sumago gráfica editorial ltda
rua itauna, 789 vila maria
02111-031 são paulo sp
tel e fax 11 **2955 5636**
sumago@sumago.com.br